Dieter Schmidt / Dietmar Schießl

Ganzheitliches Gehirn-Training für Senioren

**12 Übungsserien
zur Förderung
der geistigen
und körperlichen Fitneß
– allein oder mit Partner –**

Mit 86, zum Teil farbigen Fotos.
DÜMMLERbuch 4464

FERD. DÜMMLER^S VERLAG · BONN

Weitere DÜMMLERbücher zum Themenbereich Sport (Seniorengymnastik / Bewegungserziehung / Bewegungsschulung) sowie Lehr- und Arbeitsbücher Altenpflege auf Seiten 71 und 72 am Schluß des Trainingsbuchs.

ISBN 3-427-**44641**-7

© **1990 Ferd. Dümmlers Verlag, Kaiserstr. 31-37 (Dümmlerhaus), 5300 Bonn 1**

Printed in Germany by Hans Richarz, 5205 St. Augustin 1

Inhalt

Was ist, was soll, was kann das Ganzheitliche Gehirn-Training?

Ganzheitliches Gehirn-Training (GGT) ist eine besondere Form der Seniorengymnastik, deren Zielsetzung schwerpunktmäßig auf die geistigen Fähigkeiten ausgerichtet ist.
Während die herkömmlichen Trimm-Dich- und Fitneßprogramme primär auf die Erhaltung und Förderung der körperlichen Leistungsfähigkeit abzielen, wird hier ein entsprechendes Übungsprogramm für die geistige Fitneß angeboten.

Der Begründungshintergrund ist allerdings in beiden Fällen derselbe: Es ist die ungenügende Alltagsbeanspruchung!
Oder etwas deutlicher gesagt: Wir bewegen uns nicht nur zu wenig, sondern wir sind auch denk- und lernfaul!
Wenn Sie einmal überprüft haben, in welchem Umfang und auf welche Weise Sie sich an einem normalen Tag geistig betätigen, dann werden Sie vermutlich überrascht oder auch erschrocken sein über die Einseitigkeit und das geringe Ausmaß dieser Anforderungen.

Dieser Zustand zeigt sich mit zunehmendem Alter immer deutlicher, und er kann mit dem Ausscheiden aus dem aktiven Berufsleben alarmierend werden; denn der sog. Ruhestand vergrößert allzuoft das Defizit an Aktivität, und zwar sowohl an körperlicher als auch an geistiger!

Wir haben es längst gelernt, und durch die aktuelle Werbung erfahren wir es immer wieder aufs neue: unser Körper braucht täglich ein Mindestmaß an Bewegung, um seine Funktionstüchtigkeit zu erhalten und nicht vorzeitig zu altern.
Unter genau der gleichen Argumentation sollten wir aber auch um die Erhaltung unserer geistigen Fitneß bemüht sein; denn aus der geistigen Unterforderung erwachsen die gleichen Probleme wie aus der viel beklagten Bewegungsarmut.

Das ist also die zentrale Idee unseres Konzepts: einerseits das regelmäßige Üben für die körperliche Fitneß unvermindert fortzusetzen, andererseits aber – und zwar nicht minder regelmäßig – sich um entsprechende Anforderungen für die geistige Fitneß zu bemühen, z.B. mit Hilfe des GGT!
Sie sollten es einmal probieren!

Die Idee für das GGT ist aus der praktischen Arbeit in der Seniorengymnastik entstanden, wobei die Senioren selbst den entscheidenden Hinweis gegeben hatten. Sie meinten, als wir mit den heutigen GGT-Übungen experimentierten, spontan: „Dabei muß man ja denken!" Oder „Dabei muß man ja seinen Kopf anstrengen!"

4

Damit war die Richtung für das weitere Üben angegeben: wir experimentierten in der Folgezeit mit immer wieder abgewandelten und komplizierten Aufgabenstellungen, und es zeigte sich, daß zu ihrer Lösung eine ganze Reihe von geistigen Fähigkeiten nötig waren:

- so vor allem die Konzentration und geistige Beweglichkeit,
- manchmal die Reaktionsfähigkeit und
- manchmal das Gedächtnis und die Kreativität.

So entstand ein in der Praxis erprobter Übungskatalog, aus dem wir hier die geeigneten Übungen für ein Heimtraining – mit und ohne Partner – ausgewählt haben.

Es sind – wie gesagt – z.T. recht knifflige Aufgaben, bei denen man mehrmals probieren muß, bis sie gelingen, und bei denen man öfters aus dem Konzept kommen kann. Aber darin liegt gerade der Reiz und vor allem die Wirksamkeit dieses Programms. Während nämlich Alltagsbeschwerden, wie z.B. das Treppensteigen, das Hantieren mit Küchen- und Gartengeräten oder auch das Radfahren, durch häufige Wiederholung weitgehend automatisiert ablaufen, haben wir hier bewußt Aufgaben zusammengestellt, die möglichst ungeübt und zugleich kompliziert sind; denn gerade für solche Aufgaben benötigt man die verschiedenen geistigen Kräfte.

Das hier vorgestellte Ganzheitliche Gehirn-Training kann praktisch jederzeit und überall durchgeführt werden, z.B.

- vor dem Aufstehen,
- während des Radiohörens oder Fernsehens
- oder auch im Bett zum schnelleren Einschlafen.

Es setzt auch keine besonderen Fertigkeiten voraus. Die ersten Aufgaben der jeweiligen Übungsthemen sind so einfach gehalten, daß sie auch von stark gealterten Menschen zu schaffen sind. Wir haben das GGT auch in einem Altenpflegeheim mit gutem Erfolg eingesetzt.

1. Wenn Sie das Ganzheitliche Gehirn-Training (GGT) im nachfolgenden Übungskatalog probieren wollen, brauchen Sie zunächst nur eine Sitzgelegenheit, am besten einen normalen Stuhl. Sie sollten allerdings darauf achten, daß um Sie herum genügend Bewegungsspielraum vorhanden ist, damit Sie z.B. beim Ausstrecken der Arme nicht irgendwo anstoßen.

   Besondere Kleidung ist nicht erforderlich, diese sollte aber nicht beengend sein. Für einige Aufgaben mit den Füßen (Übungsthema 8 und 9) sollten Sie Ihre Schuhe ausziehen.

2. Die Aufgaben zu den einzelnen Übungsthemen sind immer nach einem ähnlichen System aufgebaut. Außerdem richtet sich die Übungsfolge nach dem Prinzip „vom Leichten zum Schweren". Es würde sich deshalb empfehlen, der Reihe nach vorzugehen. Sie können die Aufgaben aber auch in beliebiger Reihenfolge aus dem Übungskatalog auswählen.

3. Vielleicht werden Ihnen beim Üben noch weitere Aufgaben einfallen. Wir möchten Sie aus der Sicht des Gehirntrainings ausdrücklich ermuntern, das Repertoire mit eigenen Ideen zu ergänzen; denn Kreativität nimmt unter den geistigen Fähigkeiten eine hervorragende Stellung ein.

4. Sie werden erkennen, daß die Übungsfolgen manchmal recht kompliziert sind, so daß Sie des öfteren durcheinanderkommen werden. Nehmen Sie dies bitte nicht als Mißerfolg, sondern betrachten Sie das Ganze als ein Spiel, bei dem Sie nur gewinnen können! Wenn es bei einer Aufgabe gar nicht klappen will, wechseln Sie einfach zur nächsten.

   Die besonders schwierigen Übungen haben wir zu Ihrer Orientierung mit einem *) versehen.

   Bei wiederholtem Üben werden Sie erleben, daß Sie immer besser werden, daß Sie auch in Ihrem Alter noch lernen können.

5. Wenn sich die Gelegenheit dafür ergibt, sollten Sie versuchen, mit einem Partner zu üben. Dadurch wird das GGT nicht nur geselliger; es ergeben sich auch eine Reihe zusätzlicher Möglichkeiten. Es ist z.B. besonders reizvoll, die Übungen gemeinsam nach dem gleichen Rhythmus auszuführen. Eine nette Variation wäre es auch, wenn man sich gegenübersetzt und die Übungen spiegelbildlich probiert.

6. Neben Koordinationsaufgaben für die Hände und Füße haben wir auch ein Übungssortiment mit drei Gymnastikgeräten für das Heimtraining zusammenge-

stellt. Die Geräte sollen das Training abwechslungsreicher und attraktiver machen. Sie sind zu einem erschwinglichen Preis über den Fachhandel erhältlich (siehe Quellenhinweise S. 71/72). Diese Originalgeräte sind nicht sehr teuer, und vielleicht kann man sie sich einmal zum Geburtstag schenken lassen.

7. Wir hätten aus Kostengründen auch auf Gerätschaften aus dem Haushalt zurückgreifen können, wie dies teilweise für die Seniorengymnastik empfohlen wird. Man kann darüber sicherlich unterschiedlicher Meinung sein, aber Übungen z.B. mit dem Kleiderbügel oder einem Kochlöffel wollten wir Ihnen nicht zumuten.

8. Nun wünschen wir Ihnen viel Freude und viel Erfolg beim Gehirntraining durch Bewegung.

   Und treiben Sie es regelmäßig; denn auch hier gilt:
   „Wer rastet, der rostet!"

Wenn Sie also etwas mehr für die Erhaltung Ihrer geistigen Kräfte tun wollen als gelegentliches Kreuzworträtselraten und Zeitunglesen, dann empfehlen wir unser GGT.

Bei regelmäßigem Üben wird sich der Erfolg schon nach kurzer Zeit einstellen, und vielleicht werden Sie dann sogar nach weiteren Aktivitäten Ausschau halten.
Wir hoffen auf einen regen Gebrauch unserer Übungsprogramme und auf viel Erfolg für Ihre körperliche und geistige Mobilität.

Vorab aber noch ein kleiner Hinweis:

Versuchen Sie nicht, mit verbissenem Ernst an die Aufgaben heranzugehen; mit Spaß und guter Laune geht alles leichter, und der Erfolg ist um so sicherer!

Übungsthemen 1–12

1. Übungsthema: Fingertippen

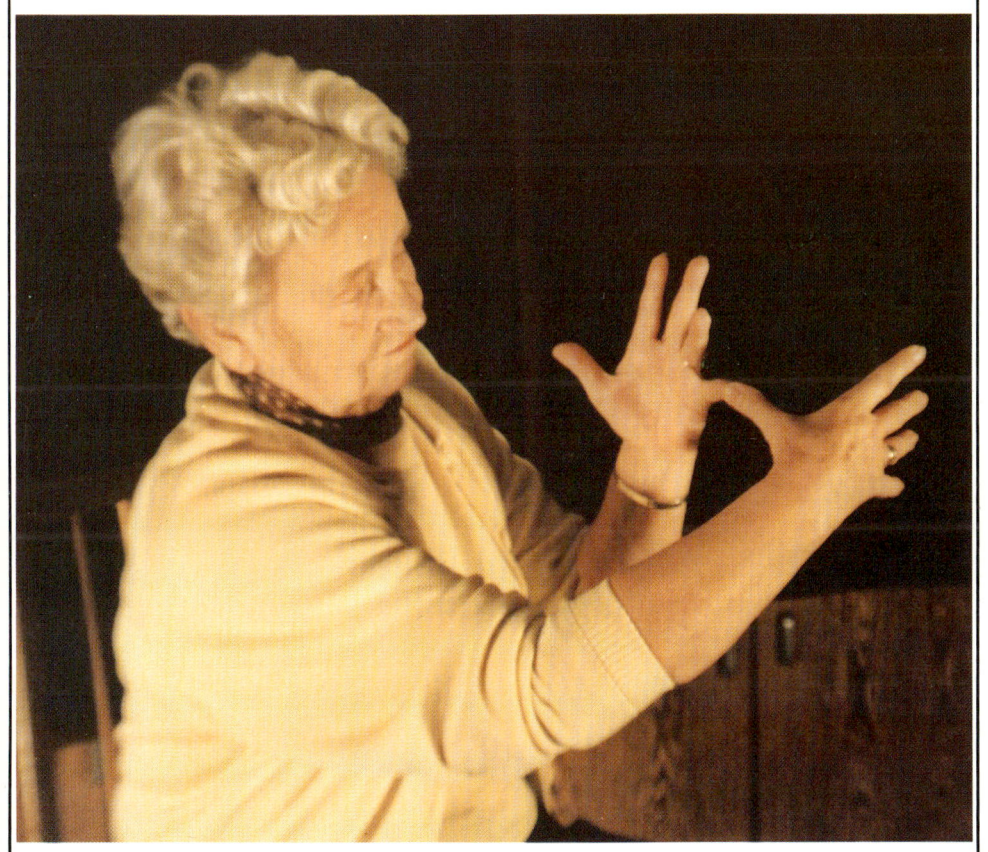

(Abb. zu Übung 7 bzw. 8)

1) Mit den Fingerkuppen von Zeigefinger (2), Mittelfinger (3), Ringfinger (4) und Kleinfinger (5) nacheinander gegen den Daumen (1) tippen; danach wieder mit dem Zeigefinger beginnen usw.⇒

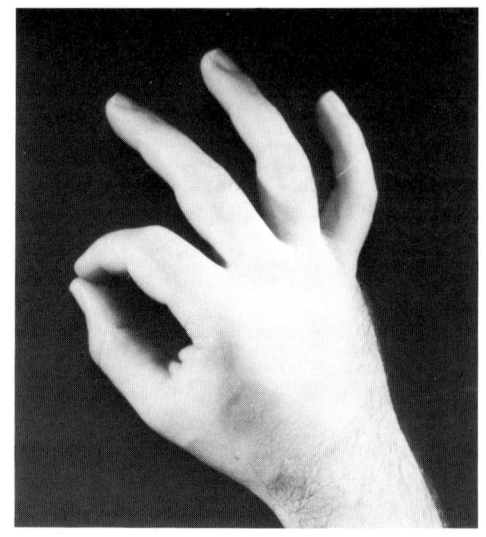

2) Wie Übung 1, jetzt aber mit beiden Händen gleichzeitig probieren.

3)* An der einen Hand wie bei Übung 1 mit dem Zeigefinger beginnen, an der anderen Hand mit dem Kleinfinger beginnen und nacheinander gegen den Daumen tippen.

4)* An der einen Hand wiederum wie bei Übung 1 mit dem Zeigefinger beginnen, an der anderen Hand, um eins versetzt, mit dem Mittelfinger beginnen und nacheinander gegen den Daumen tippen. ⇘

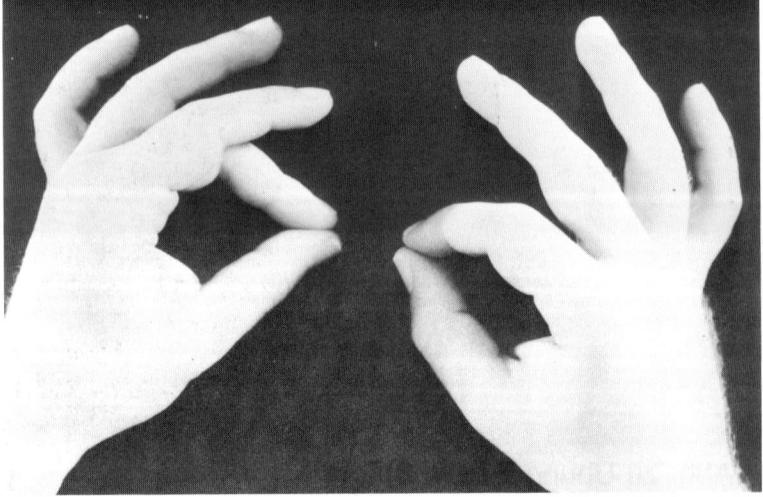

5)* Die Finger jeder Hand in einer eigenen Reihenfolge gegen den Daumen tippen, z.B. an der einen Hand (2), (5), (3), (4); an der anderen Hand (2), (4), (3), (5). Selbständig variieren!

6) Die Fingerkuppen der gegenüberstehenden Finger in verschiedener Reihenfolge gegeneinander tippen, z.B. (1) gegen (1), (2) gegen (2), (3) gegen (3) usw. oder in der Reihenfolge (1), (3), (5), (2), (4).↘

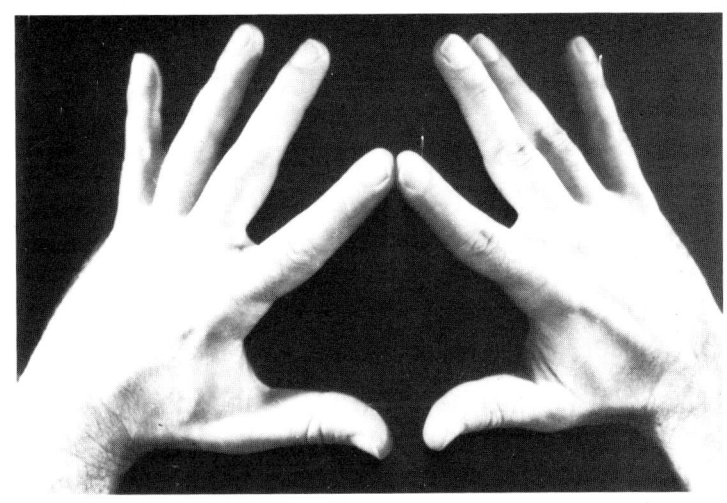

7) Die Finger der linken Hand nacheinander gegen den rechten Daumen, dann ohne Pause gegen den rechten Zeigefinger tippen usw.↘

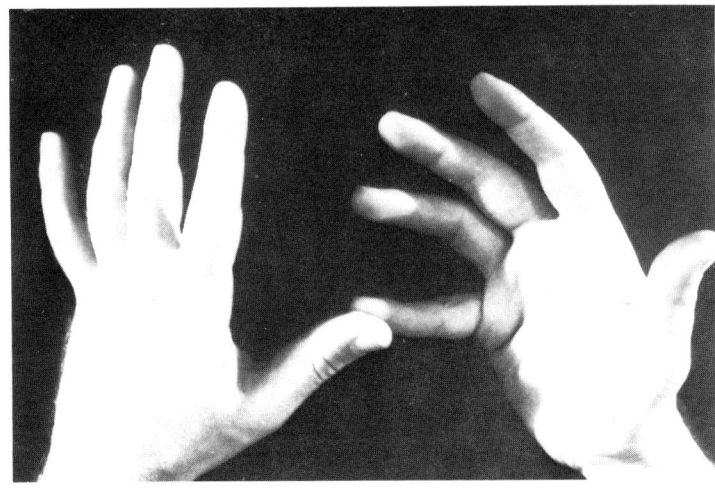

8) Wie Übung 7, jetzt aber umgekehrt die Finger der rechten Hand nacheinander gegen den linken Daumen, dann gegen den linken Zeigefinger tippen usw.

9) Wie bei der Übung 8 die Finger der rechten Hand zuerst gegen den linken Daumen tippen, jetzt aber in folgender Reihenfolge:

(1), (2);
(1), (2), (3);
(1), (2), (3), (4);
(1), (2), (3), (4), (5).

Danach in derselben Folge die Finger der rechten Hand gegen den linken Zeigefinger tippen, dann gegen den Mittelfinger usw.
Danach umgekehrt die Finger der linken Hand gegen den rechten Daumen tippen usw.

10) Die Finger der rechten Hand in folgender Reihenfolge gegen die Finger der linken Hand tippen:

(1) gegen (1); (2) gegen (5); (1) gegen (1); (3) gegen (4); (1) gegen (1); (4) gegen (3); (1) gegen (1); (5) gegen (2); und wieder von vorne oder umgekehrt mit den Fingern der linken Hand gegen die Finger der rechten Hand tippen.

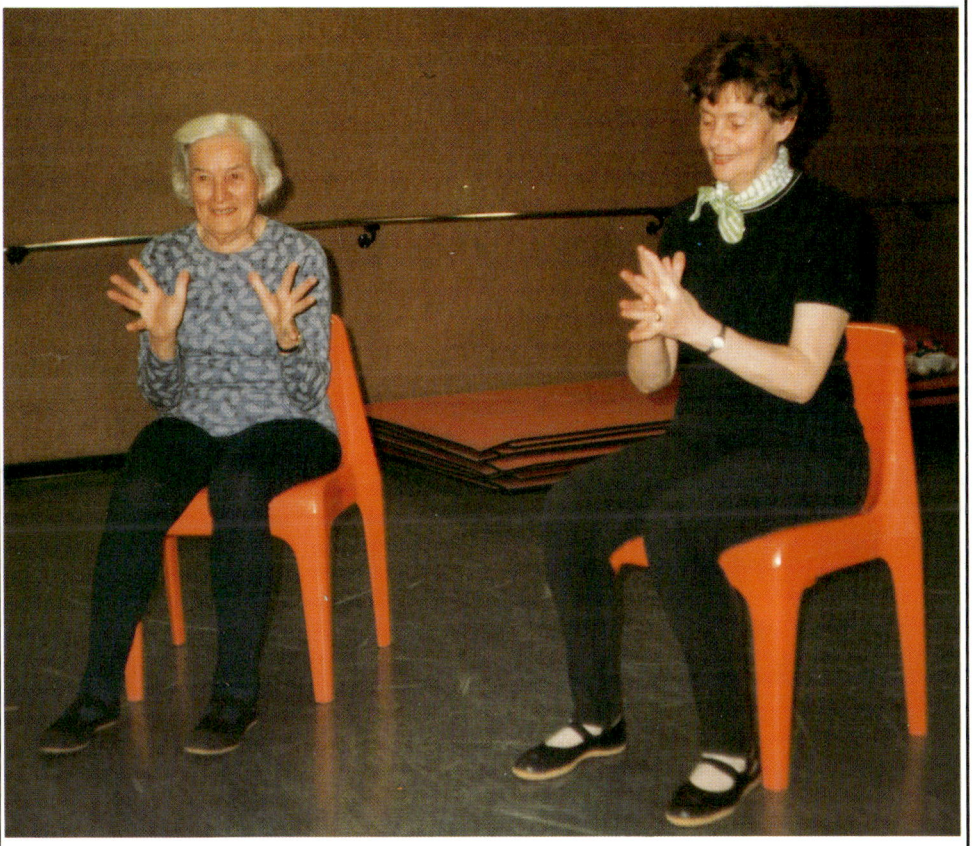

(Abb. zu Übung 1)

1) Die Hände im Wechsel falten und öffnen. (siehe auch Foto auf S. 13!) ⇒

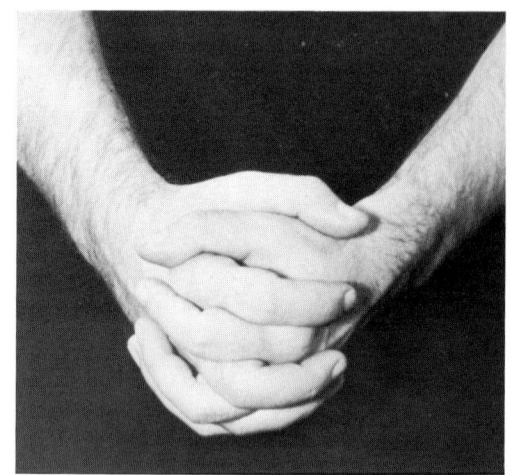

2) Die Hände wiederum im Wechsel falten und öffnen, jetzt aber die Finger so versetzen, daß einmal der Daumen der rechten und einmal der Daumen der linken Hand oben liegt.⇒

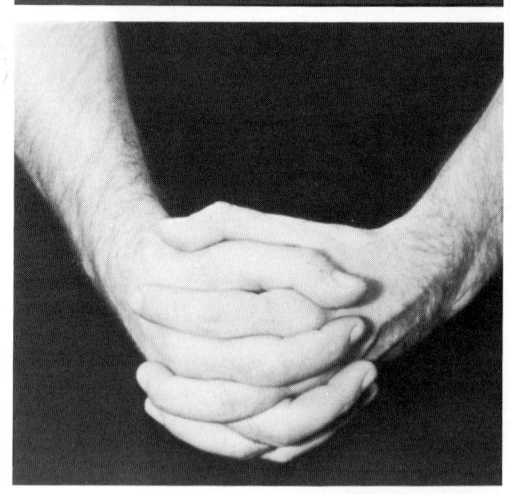

3) Nochmals die Hände falten und öffnen, jetzt aber zweimal die Finger in derselben Richtung um eins versetzen, danach dasselbe in der anderen Richtung.⇒

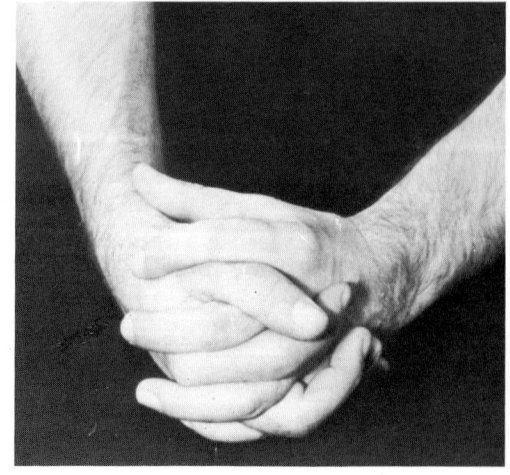

4) Die Hände übereinanderlegen und falten, im Wechsel rechts und links.⇒

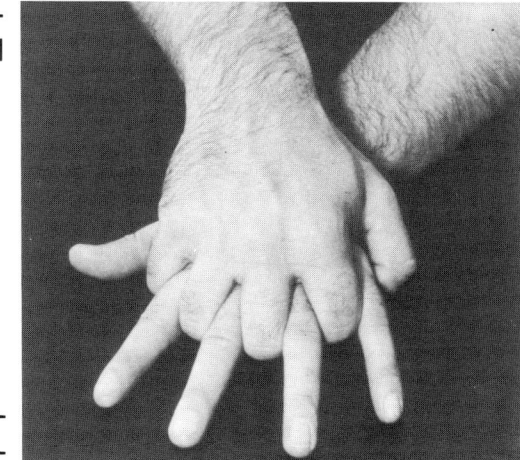

5) Die Übungen 1 und 4 kombinieren: die Hände normal falten und danach übereinandergelegt falten.

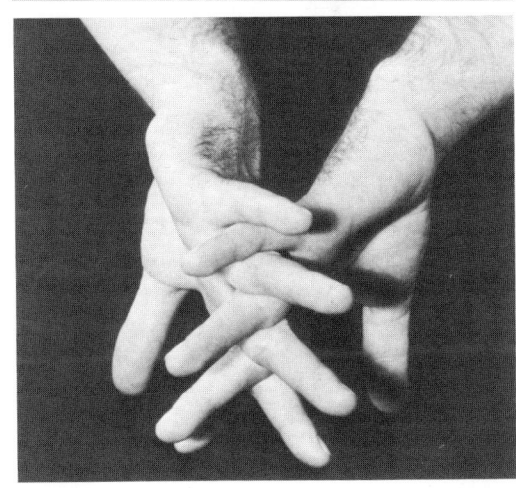

6) Die Hände mit den Handrücken gegeneinanderlegen und die Finger ineinander verschränken, danach im Wechsel normal falten.⇒

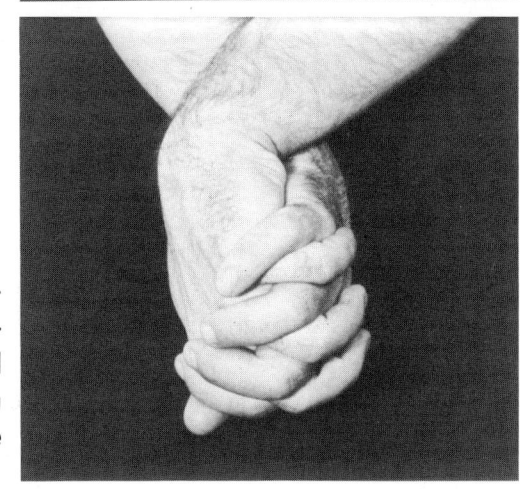

7) Mit der rechten über die linke Hand greifen, die Handflächen zueinander drehen und dann die Hände falten. Danach greift die linke über die rechte Hand usw.⇒

8) Die Übungen 4 bis 7 nacheinander ausführen, möglichst aus dem Gedächtnis.

9)* Die Übungen 1 bis 7 nacheinander ausführen, jetzt aber nach jedem Falten der Finger mit beiden Händen auf die Oberschenkel klatschen.

Hinweis:
Sie können sich selbst weiter fordern und selbst die Aufgaben schwieriger gestalten, indem Sie nach einem festen Rhythmus üben oder die Übungen schneller durchführen.

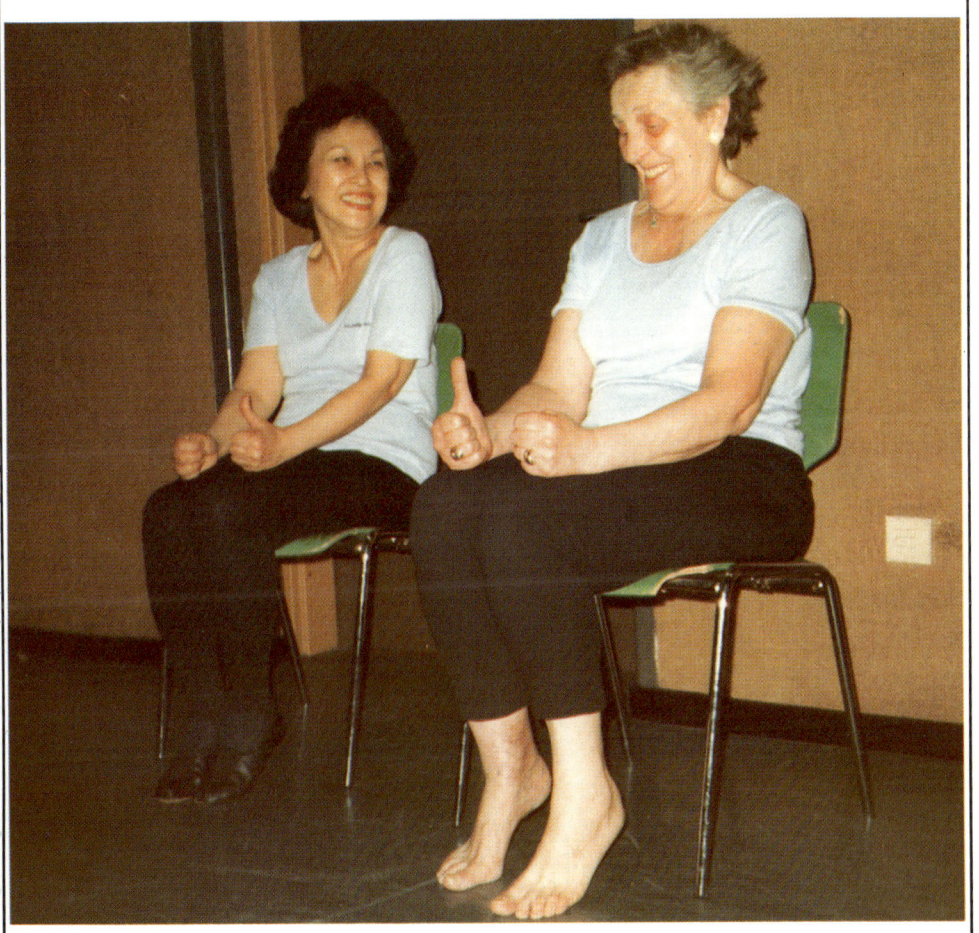

(Abb. zu Übung 4)

1) Die Unterarme anwinkeln: dann beide Hände zur Faust ballen und wieder öffnen. Zuerst langsam und dann immer schneller.

2) Die Hände wechselseitig schließen und öffnen, d.h. jeweils eine Hand zur Faust ballen, während die andere geöffnet wird. ⇓

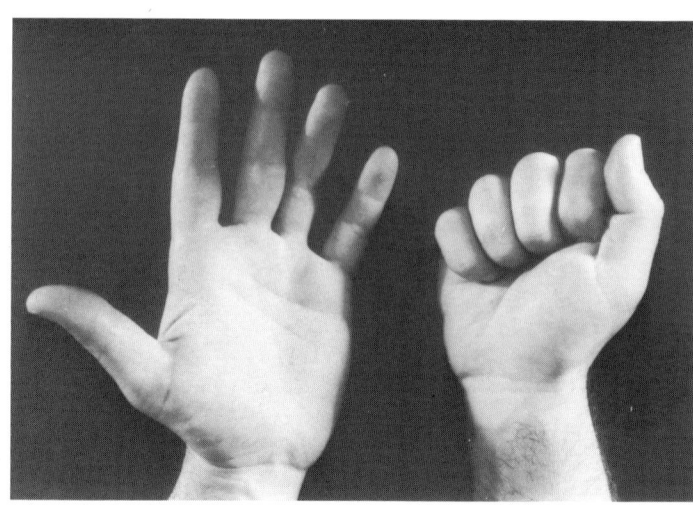

3) Jetzt die Hände nacheinander schließen und öffnen, d.h. zuerst die eine Hand schließen, dann die andere; und dann wieder die erste Hand öffnen und dann die zweite.

4) Wie bei Übung 1 die Hände gleichzeitig schließen und öffnen, jetzt aber beim Schließen jedes Mal den Daumen mit in die Faust nehmen.⇒

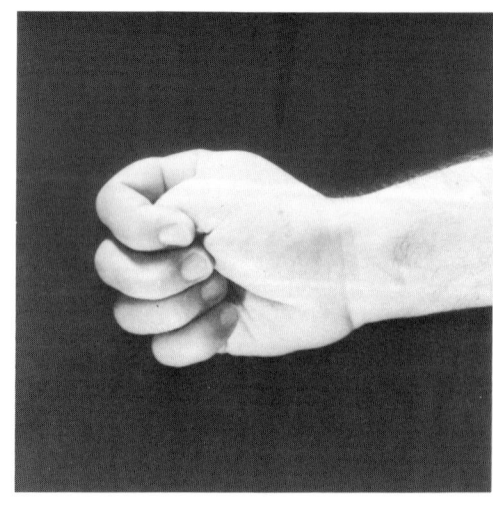

5) Wie bei Übung 2 die Hände wechselseitig schließen und öffnen, jetzt aber auch hier den Daumen mit in die Faust nehmen.

6) Wie bei Übung 3 die Hände nacheinander schließen und öffnen, jetzt aber auch hier den Daumen mit in die Faust nehmen.

7)* Die Hände wie bei Übung 1 gleichzeitig zur Faust ballen und öffnen, jetzt aber beim Schließen der Hände einmal links und das andere Mal rechts den Daumen mit in die Faust nehmen. ⇓

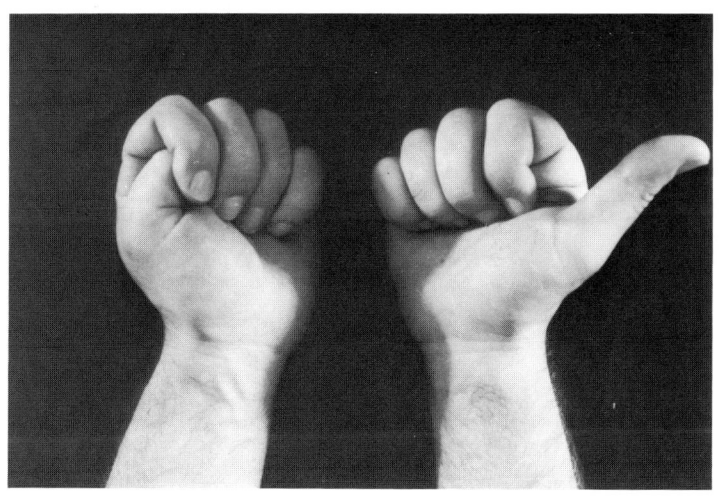

8)* Die Hände wie bei Übung 2 wechselseitig öffnen und schließen, jetzt aber nur jedes zweite Mal den Daumen mit in die Faust nehmen (Daumen links in die Faust nehmen, rechts draußen lassen, dann links draußen lassen und rechts mit in die Faust nehmen).

9)* Die Hände wie bei Übung 3 nacheinander schließen und öffnen, jetzt aber auch hier den Daumen nur jedes zweite Mal mit in die Faust nehmen.

10) Noch einmal mit angewinkelten Armen die Fäuste ballen, so daß man von oben auf die Daumen schaut (= Position 1), jetzt die Fäuste nach innen drehen, so daß man auf die Handrücken schaut (= Position 2), danach die Fäuste in der anderen Richtung nach außen drehen, so daß man auf die gebeugten Finger schaut (= Position 3). Jetzt die Fäuste nacheinander in der Position 1, 2, 3 gegeneinanderschlagen.

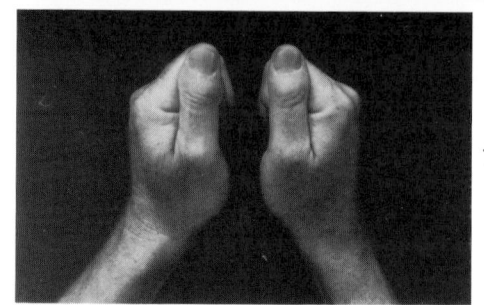

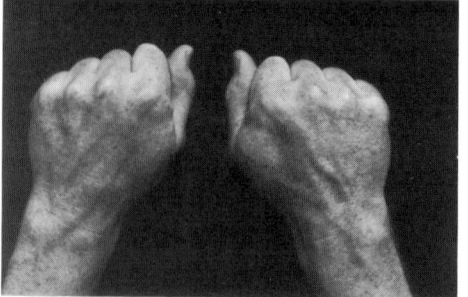

11) Wie bei Übung 10 die Fäuste in der Position 1 ballen, jetzt die Hände weit nach innen drehen und die Handrücken gegeneinanderstellen (= Position 4). Jetzt die Fäuste nacheinander in der Position 1, 2, 3, 4 gegeneinanderschlagen. Dann die Reihenfolge variieren: z.B. 1, 2, 1, 2, 3; 1, 2, 3, 4 und dasselbe rückwärts.

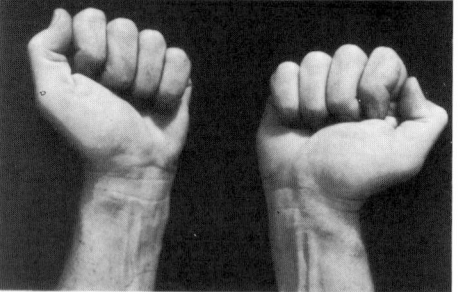

12) Noch einmal wie bei Übung 10 die Fäuste ballen, jetzt die Fäuste so gegeneinanderstellen, daß die Knöchel sich berühren (= Position 5). Wiederum die Fäuste in verschiedener Reihenfolge gegeneinanderschlagen.

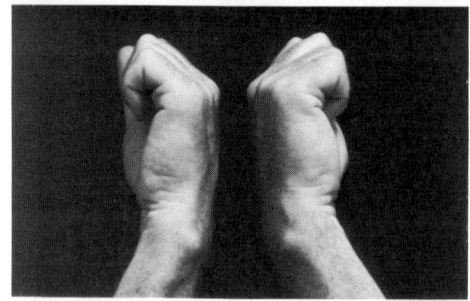

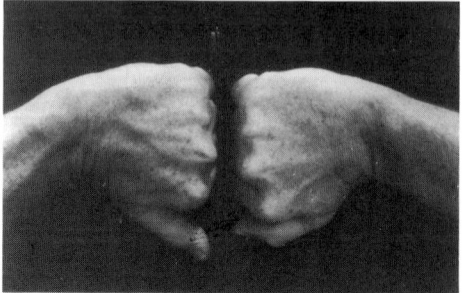

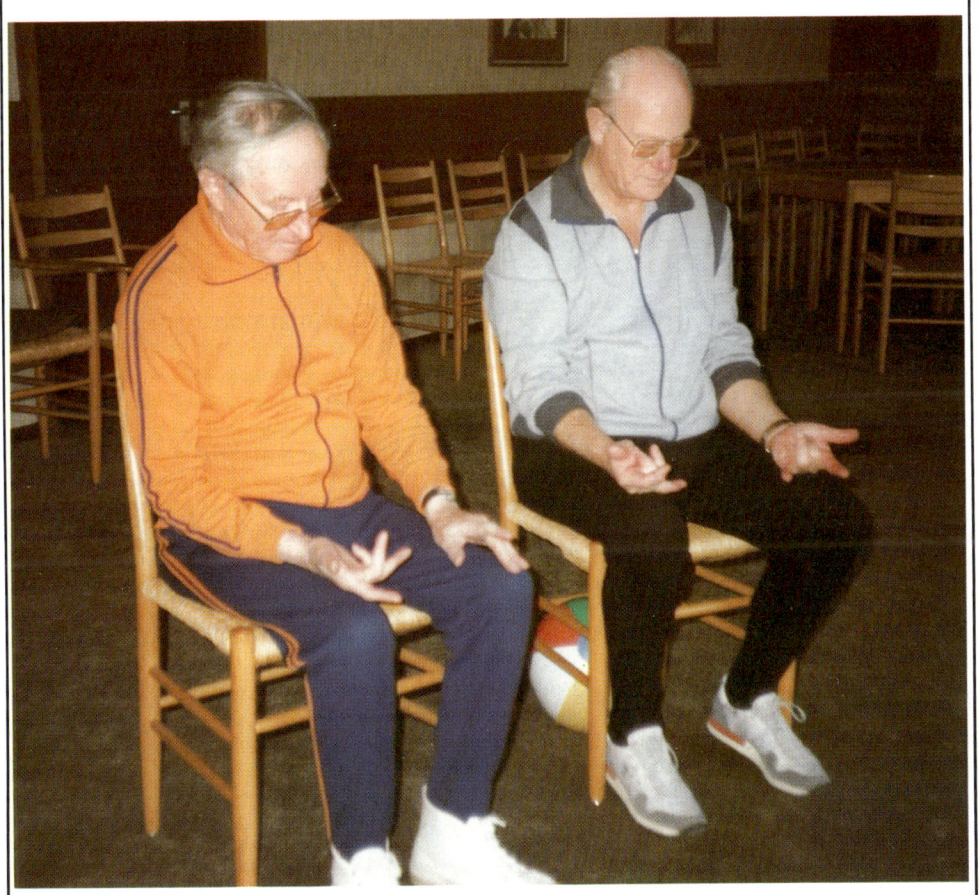

(Abb. zu Übung 9)

1) Eine Hand flach auf den Oberschenkel (oder auf einen Tisch) legen, dann die Finger nacheinander anheben und auf die Unterlage klopfen; mit dem Daumen beginnen bis zum Kleinfinger und zurück.

2) Die Übung 1 mit beiden Händen gleichzeitig ausführen.⇒

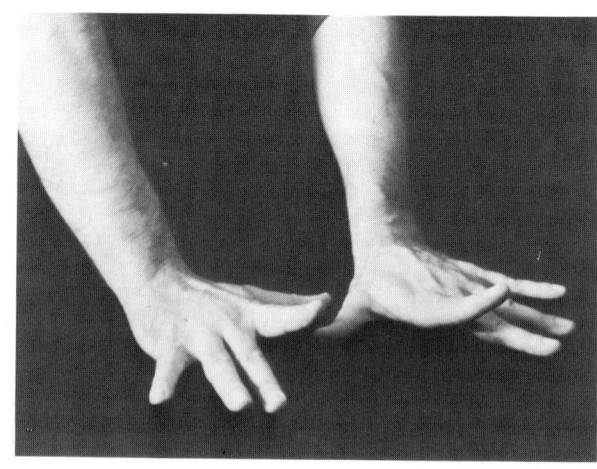

3) Die Übung 1 wiederum mit beiden Händen gleichzeitig ausführen, jetzt aber an der einen Hand mit dem Daumen beginnen, an der anderen Hand gegengleich mit dem Kleinfinger.⇒

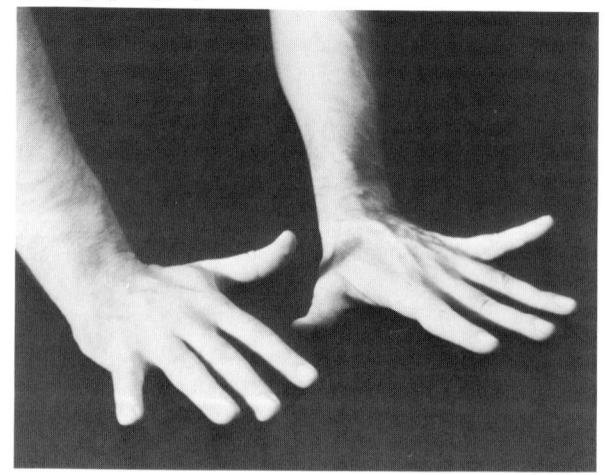

4) Eine Hand wiederum flach auf den Oberschenkel legen, jetzt aber die Finger in selbstgewählter Reihenfolge anheben und auf die Unterlage klopfen,
z.B. (1), (3), (5), (2), (4);
oder (1), (2); (1), (2), (3); (1), (2), (3), (4) usw.

5) Die Übung 4 mit beiden Händen gleichzeitig ausführen.

6) Nochmals die Übung 4 mit beiden Händen gleichzeitig ausführen, jetzt aber mit einer Hand in entgegengesetzter Reihenfolge, also z.B. mit der rechten Hand (1), (3), (5), (2), (4) und mit der linken Hand (5), (3), (1), (4), (2).

7) Wiederum beide Hände flach auf die Oberschenkel legen, jetzt aber jeweils zwei nebeneinanderliegende Finger gleichzeitig aufheben und auf die Unterlage klopfen: (1) und (2), dann (2) und (3) usw. ⇒

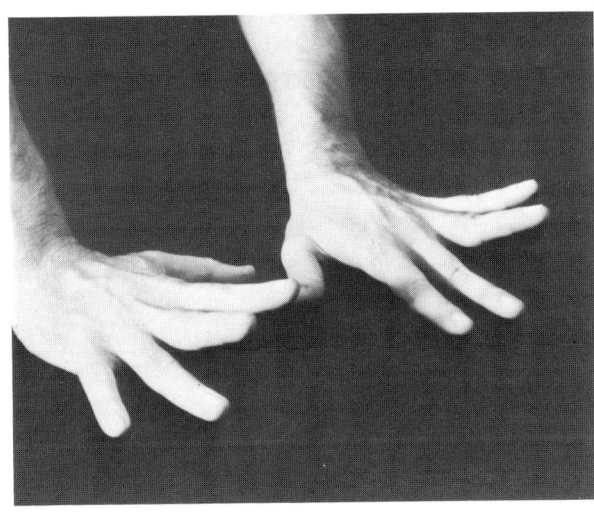

8) Wie bei Übung 7 jeweils zwei Finger gleichzeitig anheben, jetzt aber in gegengleicher Reihenfolge:
mit der rechten Hand (1) und (2); (2) und (3) usw.
mit der linken Hand (5) und (4); (4) und (3) usw.

9) Eine Hand wie bisher mit der Handinnenfläche, die andere mit dem Handrücken auf die Unterlage legen, an beiden Händen mit dem Daumen beginnen, die Finger nacheinander anheben und auf die Unterlage klopfen. ⇒

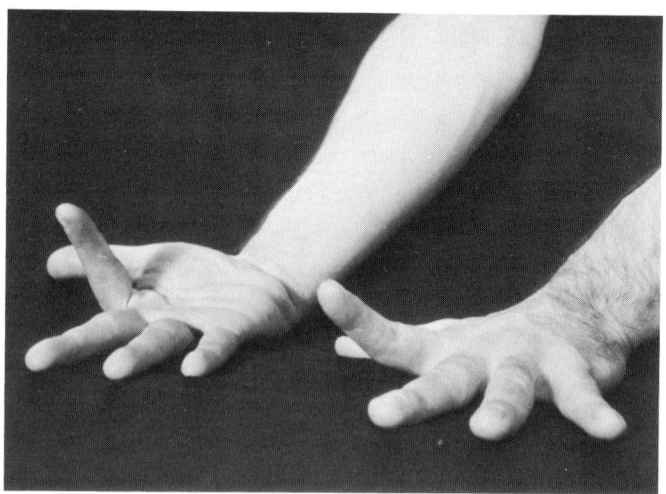

10) Wie bei der Übung 9 einmal die Handinnenfläche und einmal den Handrücken auf die Unterlage legen; in dieser Position die Übungen 3, 4, 5 usw. ausprobieren. Die Übungen lassen sich auch ausführen, wenn beide Hände mit dem Handrücken auf die Unterlage gelegt werden (siehe Titelfoto).

Hinweis:
Probieren Sie einzelne Übungen auch einmal mit geschlossenen Augen aus!

5. Übungsthema: Fingerkreisen

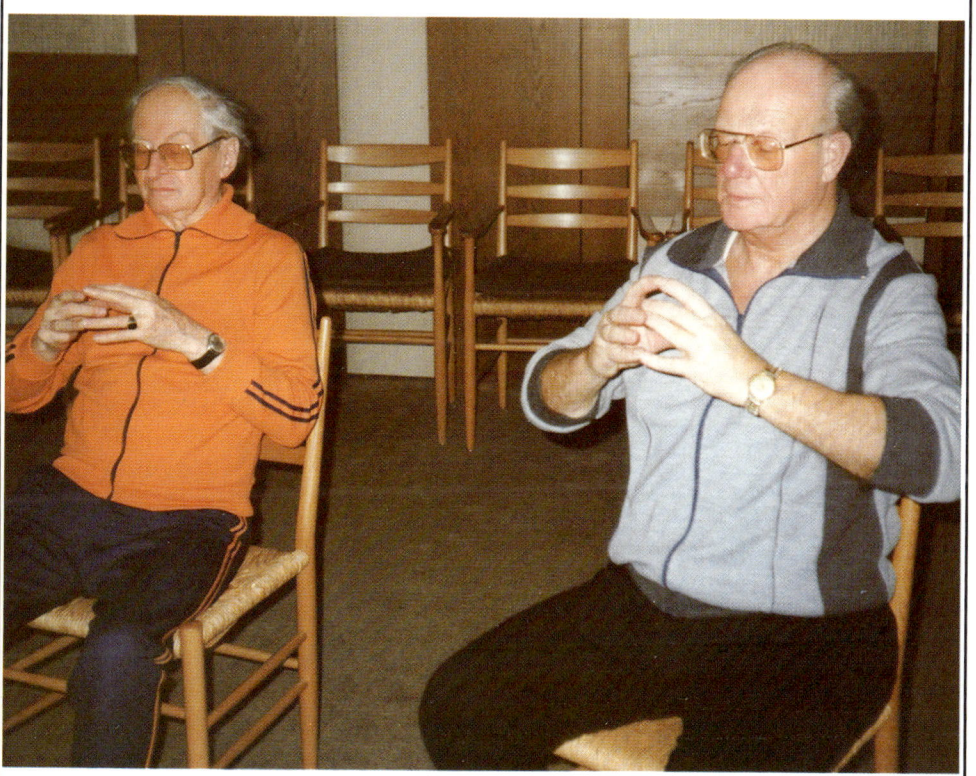

(Abb. zu Übung 2)

1) Die Fingerkuppen beider Hände gegeneinanderstellen und zuerst die beiden Daumen umeinander kreisen lassen, dann die beiden Zeigefinger usw. ⇒

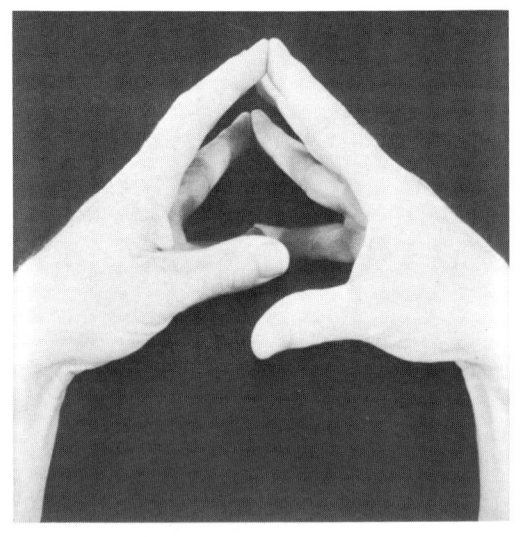

2) Wiederum die Fingerkuppen beider Hände gegeneinanderstellen, jetzt aber jeweils zwei Finger jeder Hand umeinander kreisen lassen: 1 und 2; 2 und 3; 3 und 4 usw. ⇒

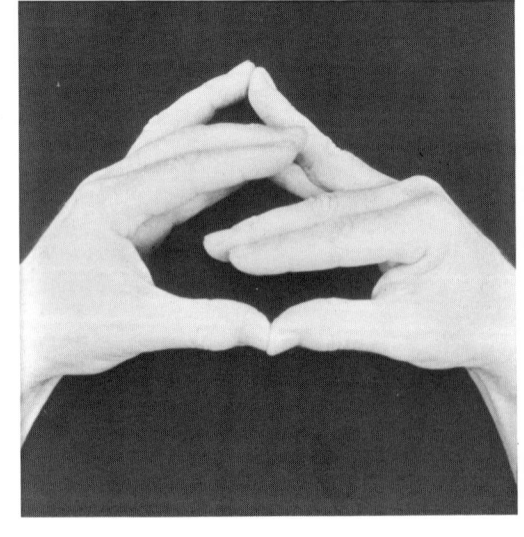

3) Wiederum die Fingerkuppen gegeneinanderstellen und die Finger wie bei den Übungen 1 und 2 umeinander kreisen lassen, jetzt aber im Wechsel vorwärts und rückwärts.

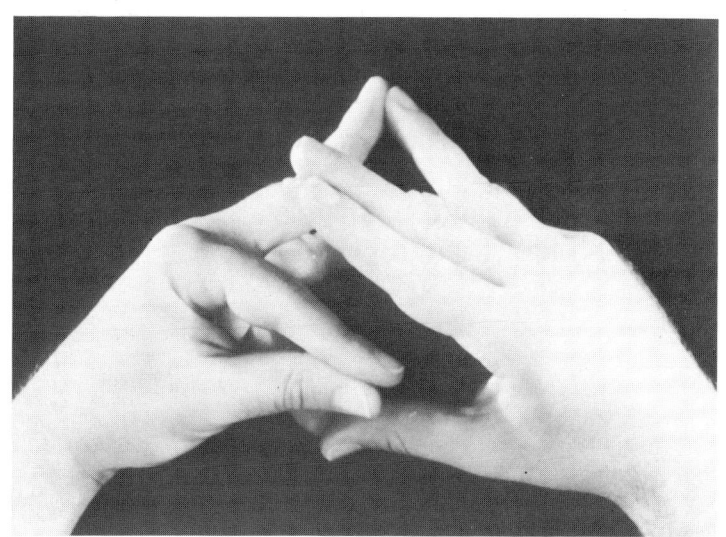

4)* Alle Finger um eins versetzt gegeneinanderstellen und jeweils zwei Finger umeinander kreisen lassen, z.B. (1) und (2) kreisen um (2) und (3) usw. ⤳

5)* Die Fingerkuppen beider Hände gegeneinanderstellen, jetzt den einen Daumen vorwärts, den anderen rückwärts drehen.
Dasselbe auch mit den anderen Fingern probieren.

Hinweis:
Probieren Sie einmal, die Übungen mit geschlossenen Augen durchzuführen oder einige Übungen auch hinter dem Rücken.

6) Die Finger sind gespreizt und ineinander verschränkt, die Handrücken zeigen nach oben: jetzt die Finger umeinander kreisen lassen, vorwärts und rückwärts [(2) kreist um (2), (3) kreist um (3), (4) kreist um (4)].⇒

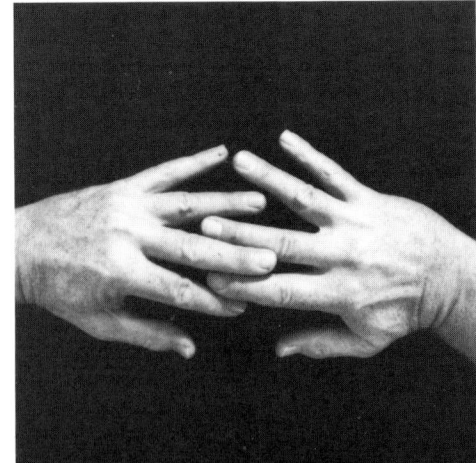

7) Wie bei Übung 6 die Finger umeinander kreisen lassen, jetzt aber während des Kreisens die Hände so drehen, daß die Handinnenflächen nach oben zeigen; danach wieder in die Ausgangsposition zurückdrehen. Auch hier vorwärts und rückwärts kreisen.⇒

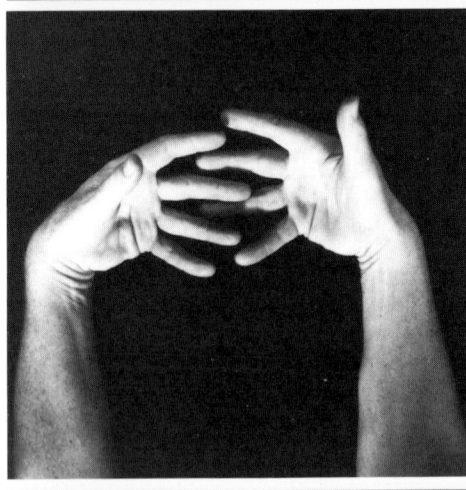

8) Wie bei Übung 6 die Finger umeinander kreisen lassen, jetzt aber die Finger um eins versetzen, so daß (2) um (1), (3) um (2), (4) um (3) kreist. Man kann auch die Finger der anderen Hand um eins oder auch um zwei versetzen.⇒

Hinweis:
Besonders reizvoll ist es, die Finger so zu führen, daß sie sich (fast) nicht berühren.

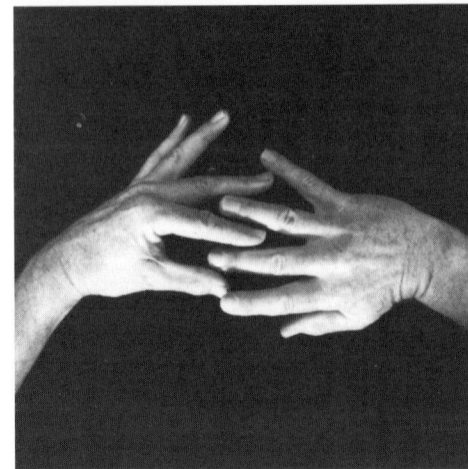

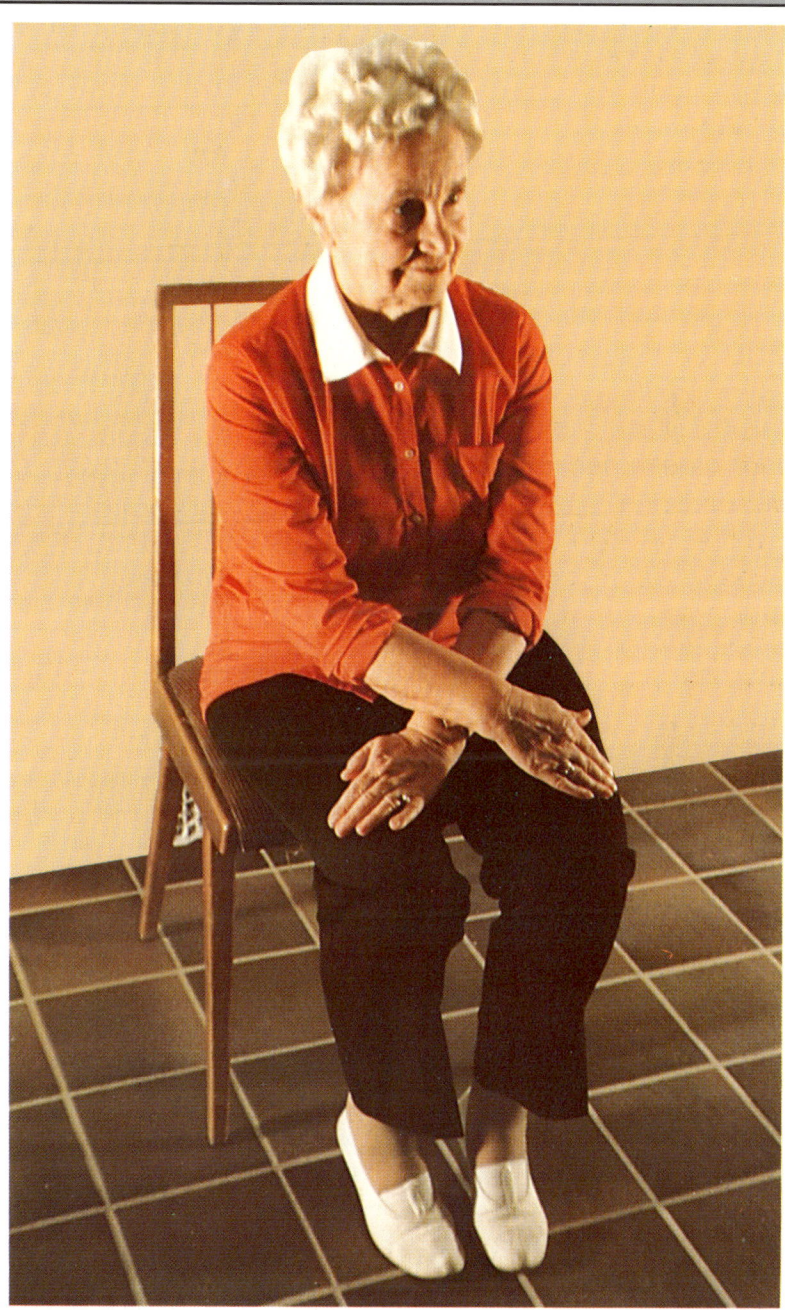

(Abb. zu Übung 4)

1) In einem selbstgewählten Tempo abwechselnd einmal in die Hände und einmal auf die Oberschenkel klatschen.

2) Wiederum im Wechsel in die Hände und auf die Oberschenkel klatschen, jedes zweite Mal aber mit den Handrücken auf die Oberschenkel klatschen.⇒

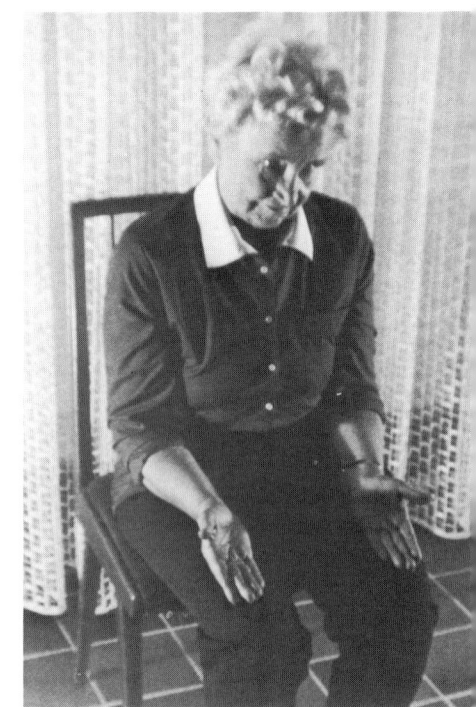

3) Nochmals im Wechsel in die Hände und auf die Oberschenkel klatschen, jedes zweite Mal aber die Handrücken gegeneinander klatschen.

4) Wie bisher im Wechsel in die Hände und auf die Oberschenkel klatschen, jetzt aber jedes zweite Mal mit gekreuzten Armen auf die Oberschenkel klatschen.⇒

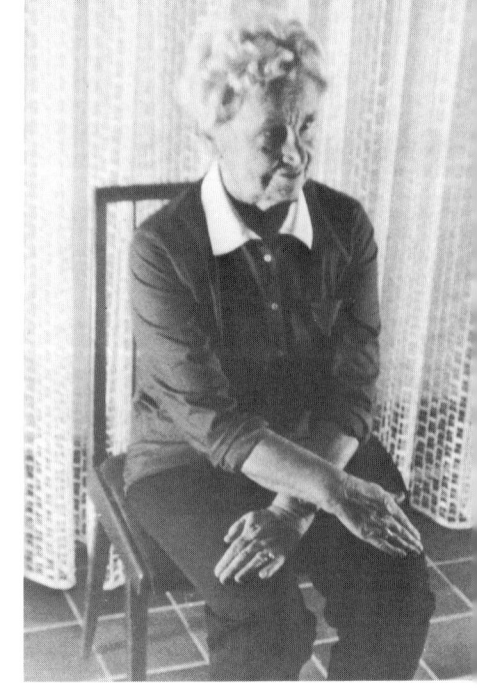

5)* Wiederum im Wechsel in die Hände und auf die Oberschenkel klatschen, jetzt aber jedes zweite Mal mit einer geballten Faust auf die Oberschenkel klatschen, während die zweite Hand normal klatscht (die rechte und linke Hand abwechseln).

6)* Wie bisher im Wechsel in die Hände und auf die Oberschenkel klatschen, jetzt aber jedes zweite Mal die eine Hand mit der Faust, die andere mit dem Handrücken auf die Oberschenkel klatschen.⇒

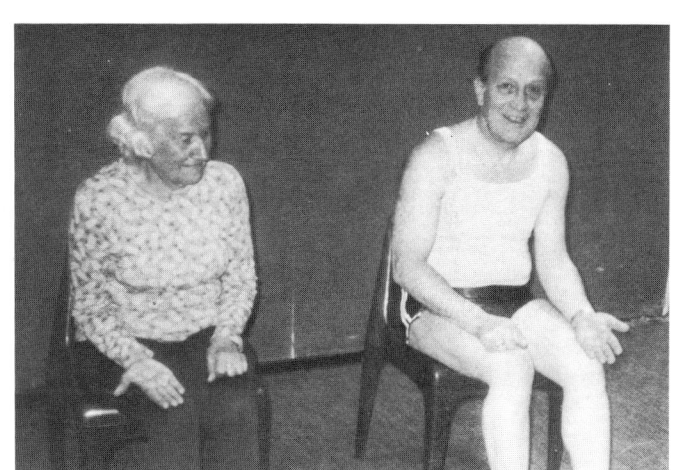

7) Der Reihe nach mit einer Hand auf den Oberschenkel klatschen, danach in die Hände klatschen, danach mit der anderen Hand schnipsen; wiederholen, aber mit der anderen Hand beginnen.
Dasselbe auch mit beiden Händen gleichzeitig: auf die Oberschenkel klatschen, in die Hände klatschen, mit beiden Händen schnipsen.⇒

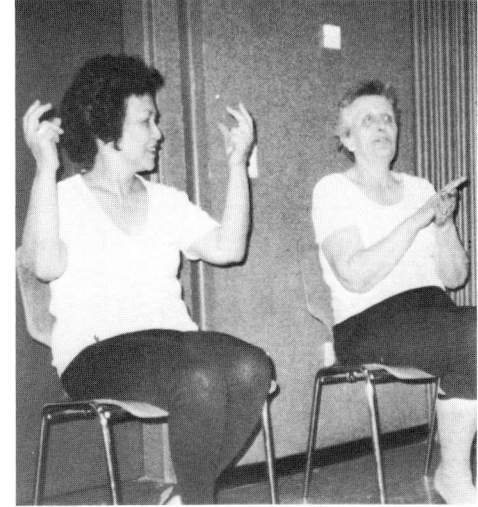

8) Selbst neue Kombinationen erfinden:
- z.b. bei der Übung 7 die Reihenfolge ändern: erst in die Hände klatschen, dann auf die Oberschenkel klatschen und dann mit den Fingern schnipsen;
- oder alle Teile zweimal oder dreimal ausführen oder die Anzahl unterschiedlich verändern, z.b. zweimal auf die Oberschenkel klatschen, einmal in die Hände klatschen und viermal schnipsen;
- oder das Tempo variieren, z.b. einmal auf die Oberschenkel, einmal in die Hände klatschen und dreimal schnell nacheinander schnipsen.

9) Mehrere Übungen, z.B. Übung 1, 2, 3 und 4 nacheinander aus dem Gedächtnis durchführen.

10)* Noch einmal mit der Übung 1 beginnen, jetzt aber gleichzeitig wie beim Wandern die Füße vom Boden abheben und abrollen.

Hinweis:
Durch Begleitung mit Musik, die einen gut erkennbaren Takt haben sollte, macht man sich die Übungen noch interessanter.

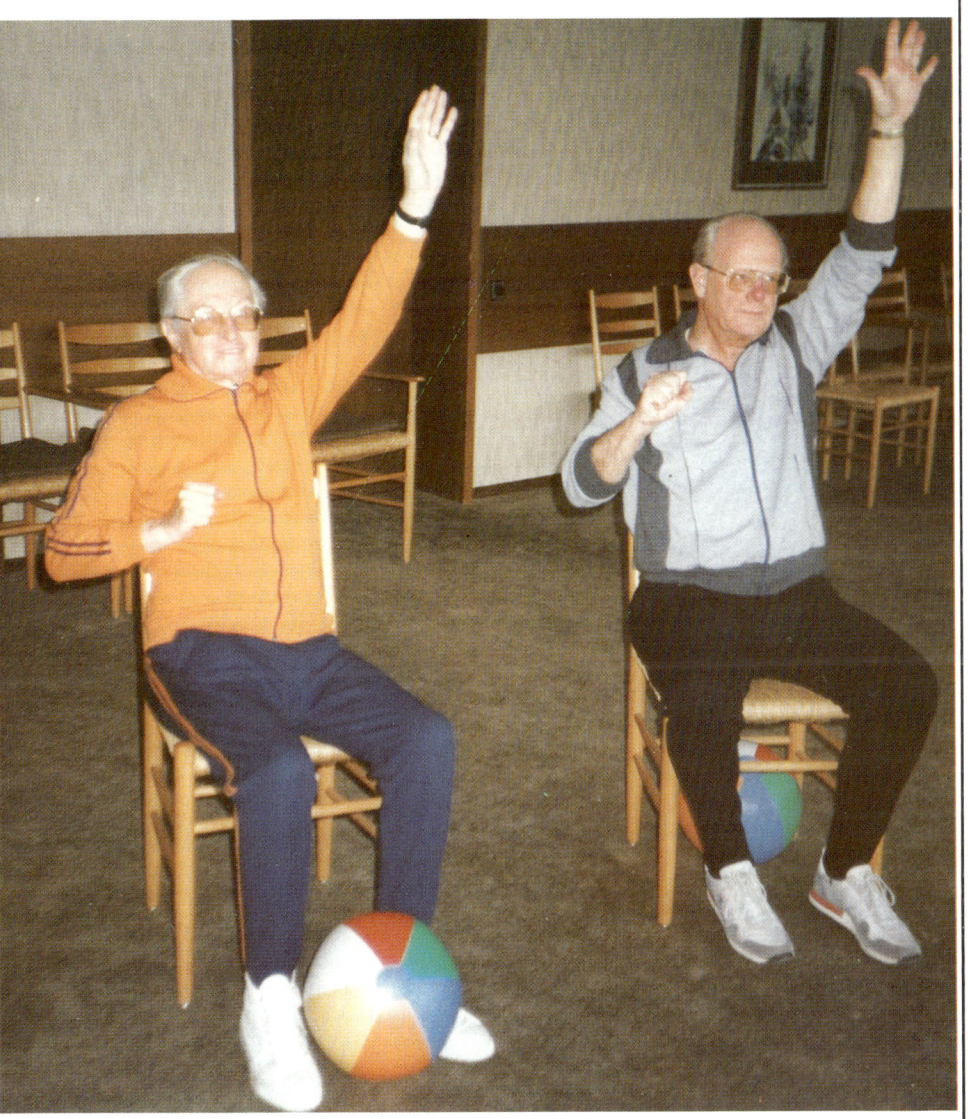

(Abb. zu Übung 11)

1) Die Arme beugen und die Hände zur Faust ballen, dann beide Arme nach vorne strecken und dabei die Hände öffnen und wieder von vorne beginnen. ⇒

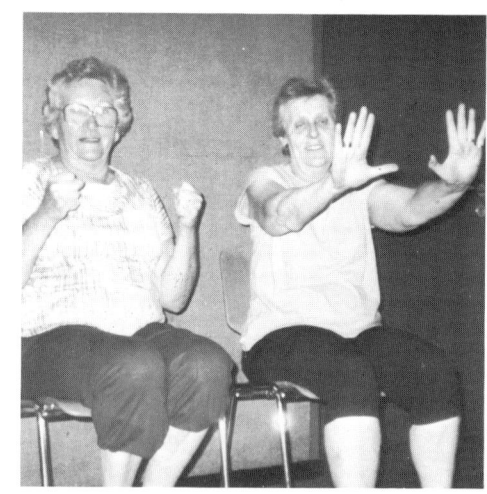

2) Wieder die Arme beugen und die Hände zur Faust ballen, jetzt aber die Arme nach oben strecken und dabei die Hände öffnen. ⇒

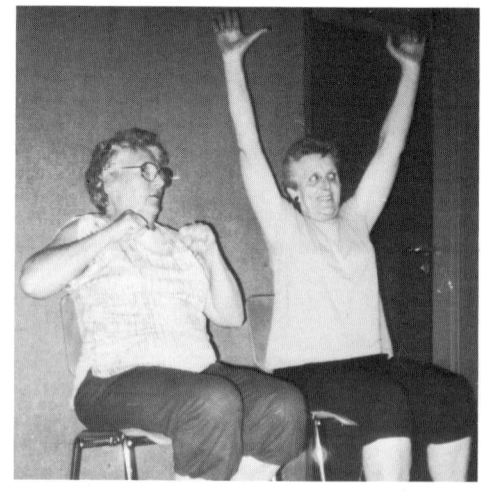

3) Die Übungen 1 und 2 kombinieren: aus der Ausgangsposition erst die Arme nach vorn strecken, dann die Arme wieder beugen und danach nach oben strecken (vor – zurück – hoch – zurück usw.).

4) Wiederum dieselbe Ausgangsposition, jetzt aber die Arme im Wechsel nach vorn, nach oben und dann zur Seite strecken (vor – zurück – hoch – zurück – seitwärts – zurück und wieder von vorn beginnen).

5) Nochmals dieselbe Ausgangsposition, jetzt aber den rechten Arm nach vorn und gleichzeitig den linken nach oben strecken; danach umgekehrt (re vor / li hoch – zurück; li vor / re hoch – zurück usw.). ⇒

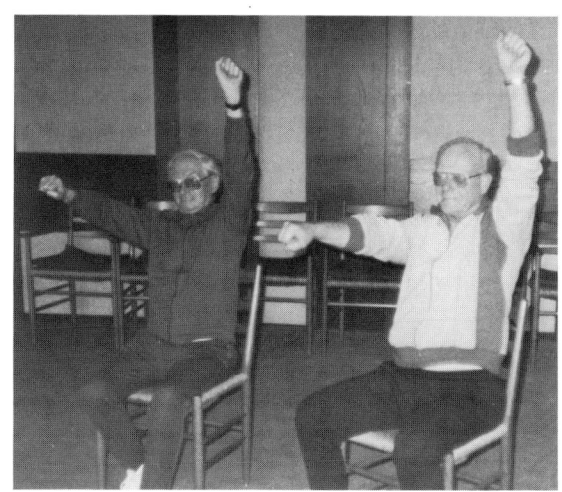

6) Die Übung 5 erweitern und das Strecken zur Seite hinzunehmen: re vor / li hoch – zurück; re hoch / li seitwärts – zurück; re seitw. / li vor – zurück und wieder von vorn beginnen. Auch gegengleich versuchen und mit li vor / re hoch beginnen.

7)* Wiederum beide Arme beugen, jetzt aber dabei die Hände öffnen, dann die Arme strecken und dabei die Hände zur Faust ballen.
In gleicher Weise können auch die Übungen 1–4 variiert werden.

8) Noch einmal beide Arme beugen und die Fäuste ballen, jetzt wechselseitig strecken und die Hand öffnen, d.h. während die eine Hand vorgestreckt und geöffnet wird, wird die andere herangezogen und geschlossen.⇒

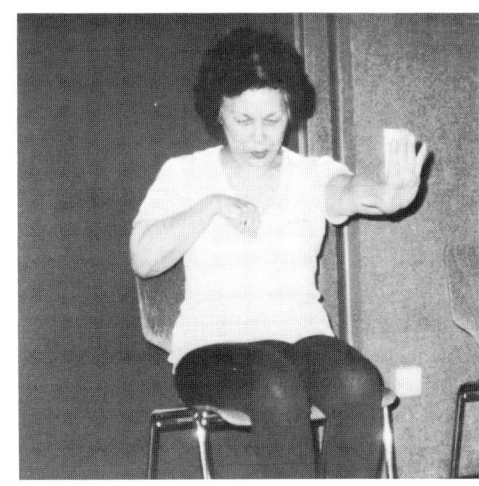

9)* Die Arme wiederum beugen, aber diesmal die Hände dabei wieder öffnen: jetzt die Arme wechselseitig strecken und die Faust ballen und danach beugen und die Hand öffnen, d.h. während die eine Hand vorgestreckt und geschlossen wird, wird die andere herangezogen und geöffnet.

10) Die Arme beugen und die Fäuste ballen; jetzt beim Vorstrecken die Hände öffnen und die Handflächen nach oben drehen. Mit beiden Armen gleichzeitig und im Wechsel ausprobieren.

11) Eigene Variationen ausprobieren!
Z.B. die Übungen 8, 9 und 10 durch das Strecken nach oben und zur Seite erweitern.
Probieren Sie auch einmal, mehrere Übungen aus dem Gedächtnis nacheinander zu machen.
Durch Temposteigerung kann man sich auch bei den einfachen Übungen stark fordern.

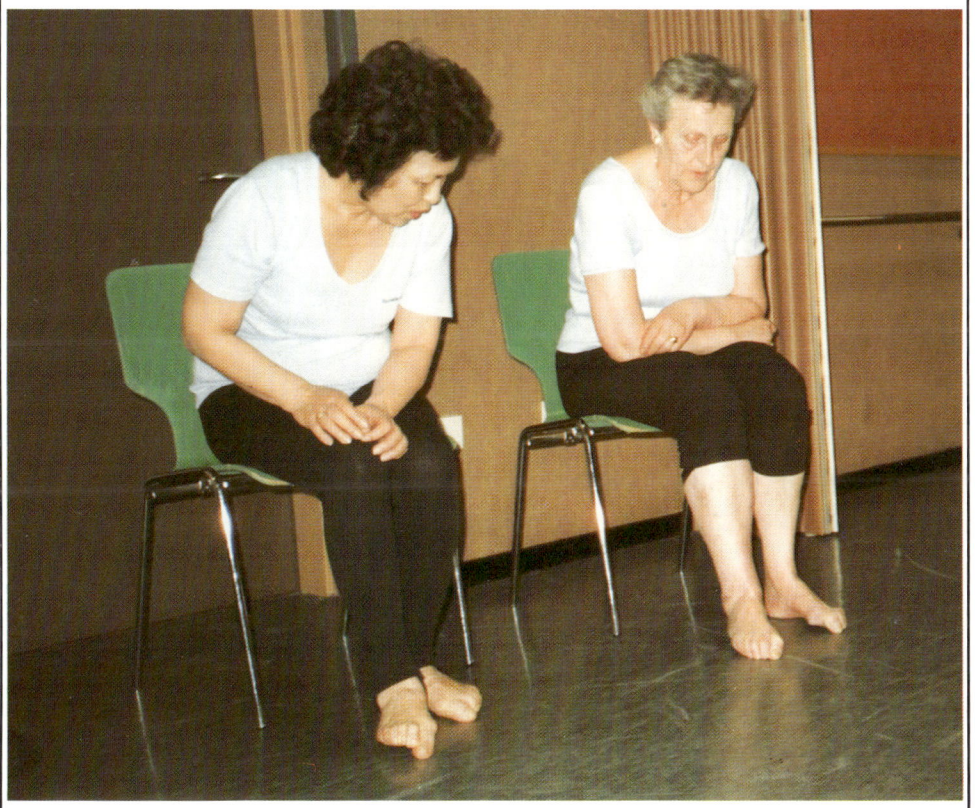

(Abb. zu Übung 1)

Hinweis:
Die folgenden Übungen lassen sich nur ohne Schuhe, am besten barfuß durchführen!

1) Die Füße gleichmäßig belastet auf den Boden stellen und durch Beugen der Zehen die Füße nach vorn ziehen.⇒

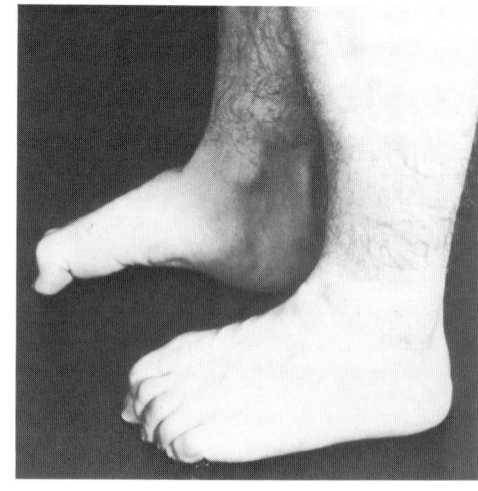

2) Die Füße wie bei Übung 1 auf den Boden stellen, jetzt aber durch Strecken der Zehen die Füße nach hinten schieben.

3) Jetzt die Füße nacheinander nach vorn ziehen, zuerst den rechten Fuß, dann den linken Fuß, dann wieder den rechten usw.

4) Die Füße gegengleich ziehen und schieben, d.h. während der eine Fuß durch Beugen der Zehen nach vorne gezogen wird, wird der andere durch Strecken der Zehen nach hinten geschoben.⇒

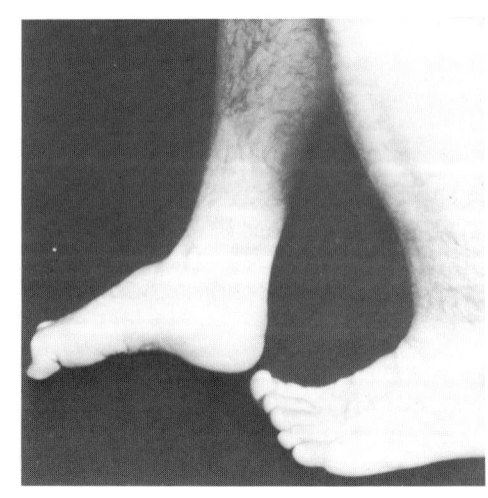

5) Die Füße mit der ganzen Sohle aufsetzen: abwechselnd die Fußballen abheben und dabei die Zehen nach oben spreizen und danach mit den Zehen greifen.⇒

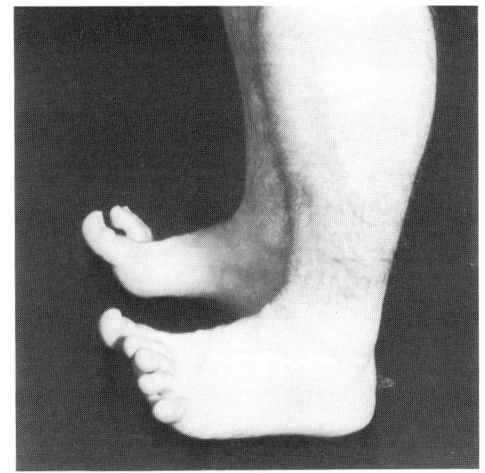

6) Wie bei Übung 5 die Füße mit der ganzen Sohle aufsetzen, jetzt aber im Wechsel den Fußballen des einen Fußes abheben, während die Zehen des anderen greifen, und umgekehrt.

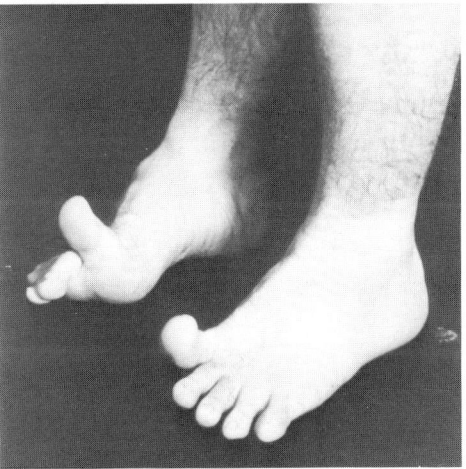

7) Wieder beide Füße mit der ganzen Sohle aufsetzen, jetzt aber nur die beiden Großzehen gleichzeitig anheben und senken (die übrigen Zehen bleiben auf dem Boden).⇒
Dasselbe auch im Wechsel probieren.

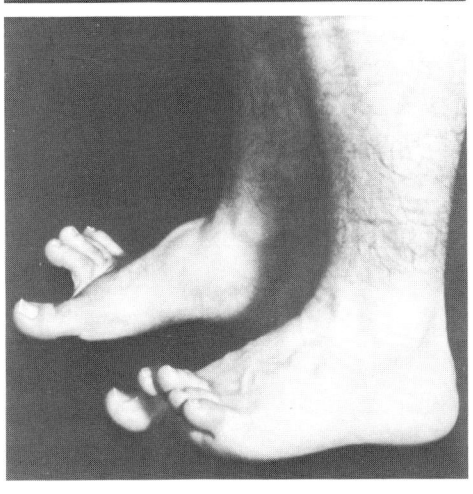

8)* Wiederum beide Füße mit der ganzen Sohle aufsetzen, jetzt aber alle Zehen bis auf die Großzehen gleichzeitig anheben und senken.⇒
Auch hier dasselbe im Wechsel probieren.

9) Durch Beugen und Strecken der Zehen die Füße nach vorn ziehen und wieder nach hinten schieben (wie bei der Übung 1 und 2), jetzt aber gleichzeitig mit den Händen auf dem Oberschenkel dieselben Bewegungen ausführen.

10)[*] Die Übung 9 wiederholen, aber jetzt die Hände gegengleich bewegen, d.h. während die Füße nach vorn gezogen werden, werden die Hände nach hinten geschoben, und umgekehrt.

11) Die Übungen 3 bis 8 ebenfalls mit den Händen und Füßen gleichzeitig und gegengleich ausführen.

Hinweis:
Die Beweglichkeit unserer Zehen ist oftmals stark eingeschränkt. Durch wiederholtes Üben lassen sich aber gute Erfolge erzielen.
Probieren Sie die Übungen auch einmal mit geschlossenen Augen; eventuell auch einmal nur gedanklich, ohne sie wirklich auszuführen.

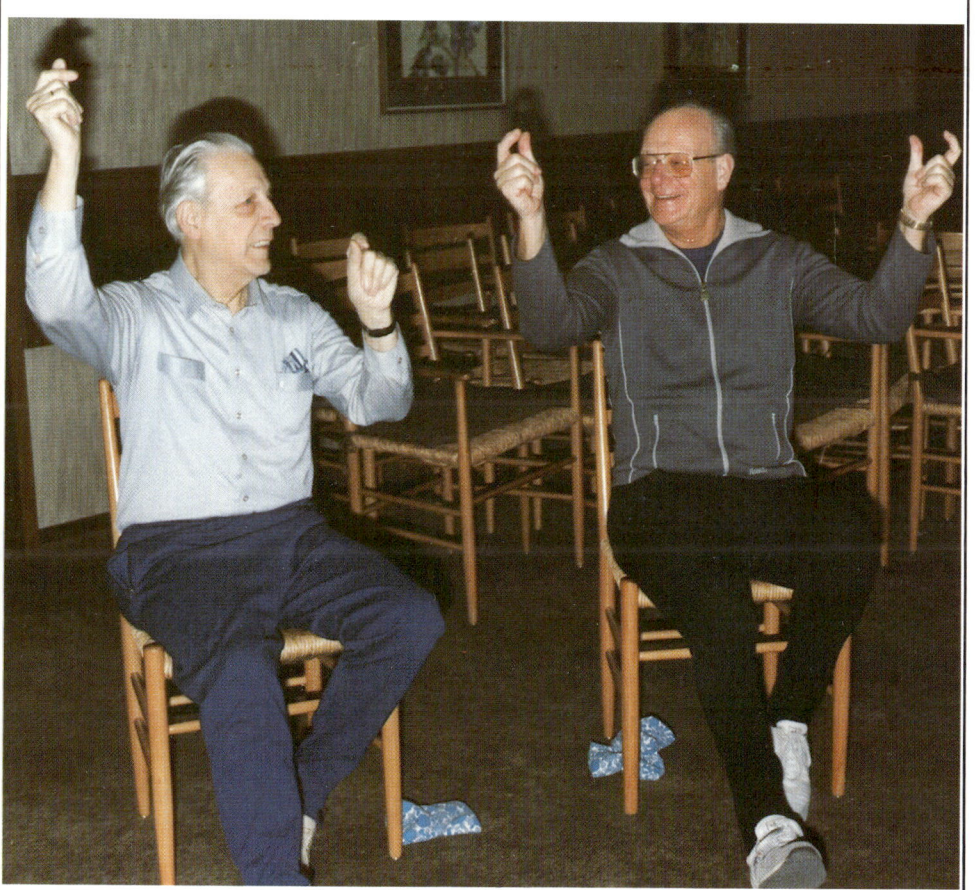

(Abb. zu Übung 8)

1) Beide Füße gleichzeitig von den Zehenspitzen langsam zur Ferse hin abrollen und zurück zu den Zehenspitzen.⇒

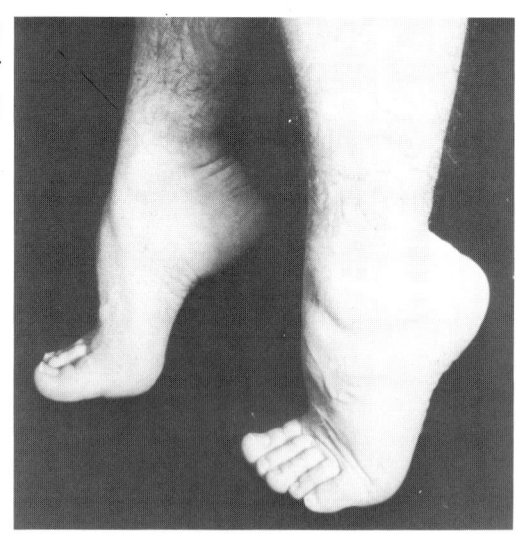

2) Den einen Fuß von den Zehen, den anderen von den Fersen beginnend, gegeneinander abrollen und dasselbe zurück.⇒

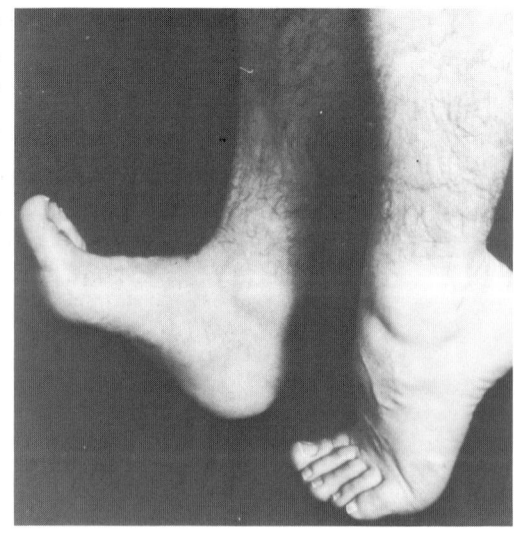

3) Ein Bein strecken und dabei vorn die Ferse aufsetzen und wieder beugen und dabei die Zehenspitzen aufsetzen. Dann das andere Bein entsprechend strecken und beugen. (Zuerst die „Hacke" und dann die „Spitze" aufsetzen!) Sie können diese Übung auch beidbeinig ausprobieren. Dabei halten sie sich am besten am Stuhl fest.

4) Beide Beine im Wechsel strecken und beugen, dabei das gestreckte Bein mit der „Hacke", das gebeugte Bein mit der „Spitze" aufsetzen. ⬎

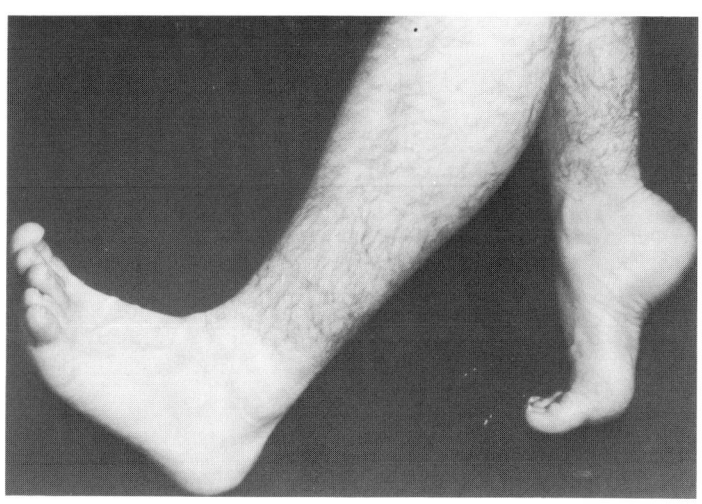

5) Nur das linke Bein beugen und strecken, jetzt aber beim Strecken vorn die Spitze, beim Beugen hinten die Hacke aufsetzen.
Dasselbe mit dem rechten Bein, danach auch beidbeinig versuchen.

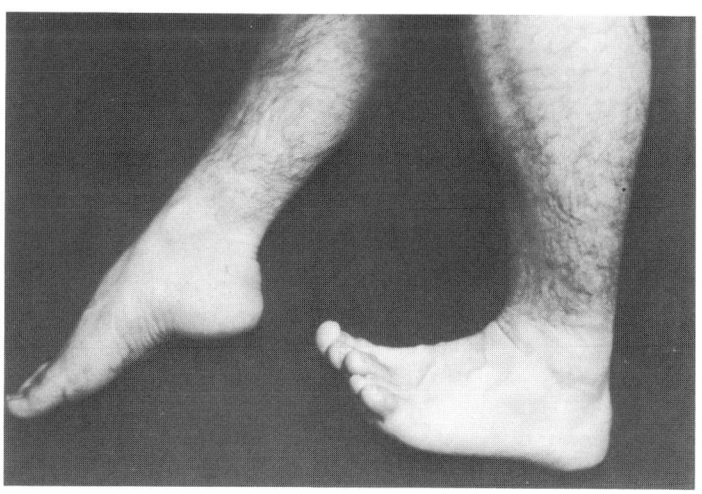

6)* Jetzt beide Beine im Wechsel strecken und beugen und wie bei Übung 5 beim Strecken die Spitze, beim Beugen die Hacke aufsetzen. ⬈

7) Die Übungen 3 bis 6 ohne Pause nacheinander durchführen, jede Übung drei- oder viermal.

8) Die Beine wieder im Wechsel beugen und mit der „Spitze" aufsetzen sowie strecken und mit der „Hacke" aufsetzen, jetzt aber im Rhythmus der Beine nacheinander auf die Oberschenkel klatschen, in die Hände klatschen, dann zweimal mit den Fingern schnipsen.⇒

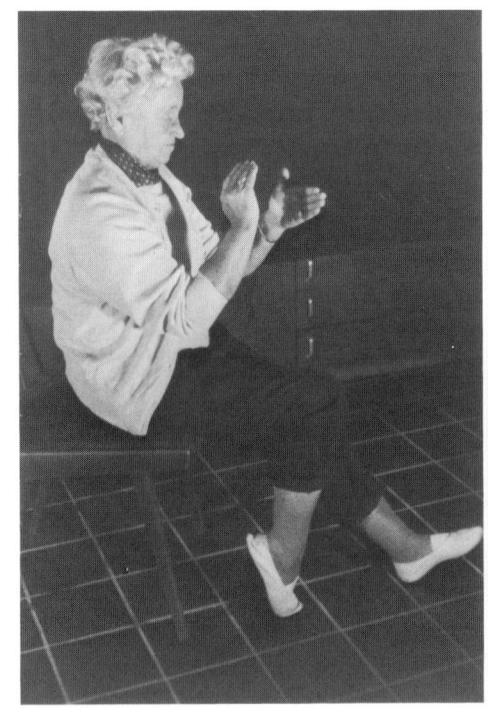

9) Diese Übung selbständig variieren, z.B. zweimal auf die Oberschenkel und in die Hände klatschen und einmal schnipsen. (Vgl. Übungsthema 6).

Hinweis:
Bei allen Übungen immer auf die Atmung achten. Nicht den Atem anhalten oder pressen!

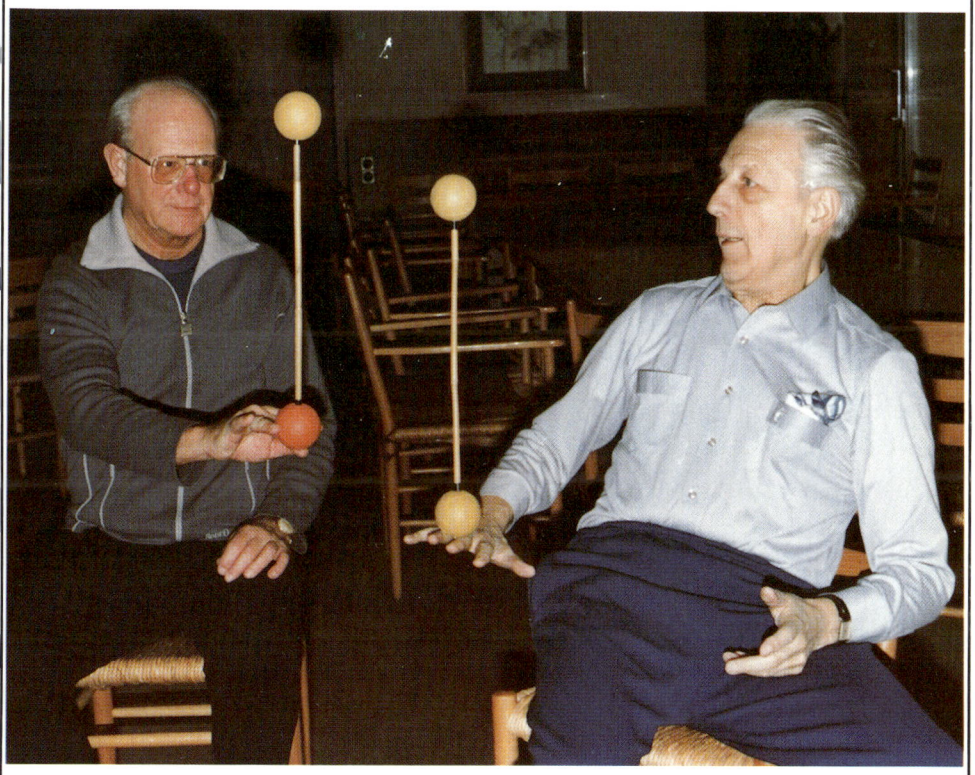

(Abb. zu Übung 2)

1) Das senkrecht gestellte Gerät auf der Handfläche balancieren, rechts und auch links.

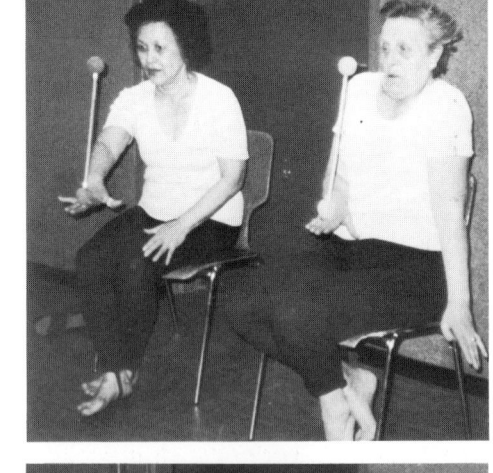

2) Das Gerät in gleicher Weise wie bei Übung 1 auf dem Handrücken balancieren.⇒

3) Jetzt das Gerät auf einem Finger balancieren. Nacheinander mit allen Fingern versuchen, ohne das Gerät abzusetzen.⇒

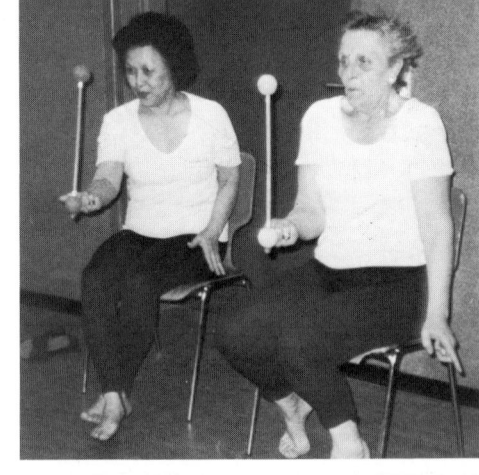

4) Das Gerät waagerecht auf dem Fuß balancieren, evtl. anschließend hochschleudern und auffangen. Probieren Sie auch, das Gerät kurzzeitig senkrecht auf dem Fuß zu balancieren!

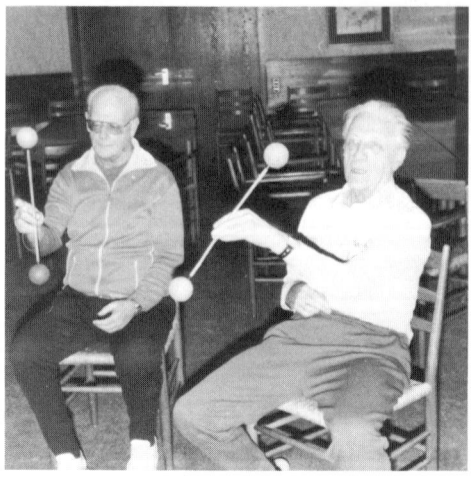

5) Das Gerät in der Mitte des Stabes fassen und wie einen Propeller kreisen lassen; mit der rechten und mit der linken Hand probieren!⇒

6) Das Gerät in der Mitte des Stabes von oben fassen, etwas hochwerfen und von unten fangen; danach wieder hochwerfen und von oben fangen.⇒

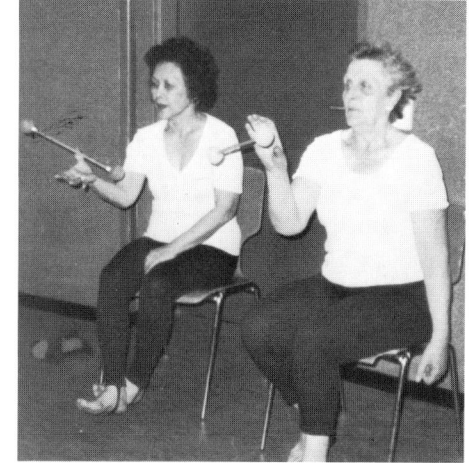

7) Das senkrecht gestellte Gerät am unteren Ball fassen, etwas hochwerfen und am oberen Ball wieder auffangen;
danach umgekehrt versuchen: am oberen Ball halten und am unteren auffangen.⇒

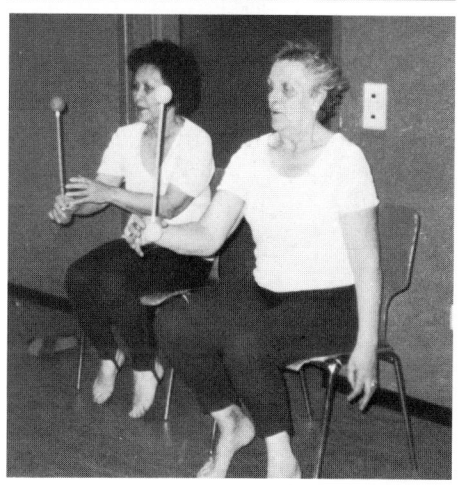

8) Das Gerät mit beiden Händen an den Bällen waagerecht halten und so hochwerfen, daß es nach einer halben (oder ganzen) Drehung wieder aufgefangen werden kann.⇒

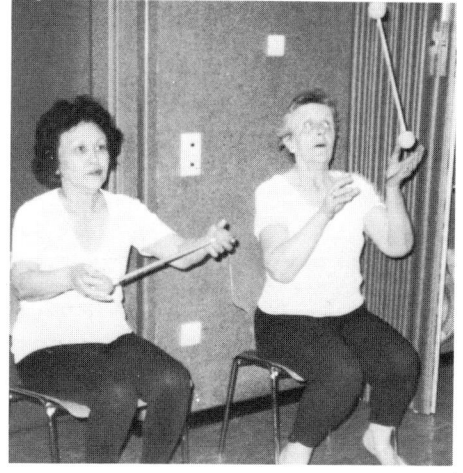

9) Das Gerät mit einer Hand am oberen Ball fassen und so abwerfen, daß es nach einer halben (oder ganzen) Drehung wieder aufgefangen werden kann.
Die Übung auch mit der anderen Hand probieren.⇒

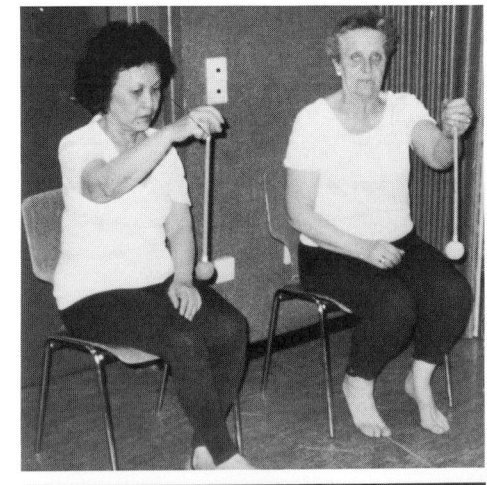

10) Das Gerät so auf den Boden prellen, daß es wieder aufgefangen werden kann.
Mit dem waagerecht und senkrecht gehaltenen Gerät probieren.⇒

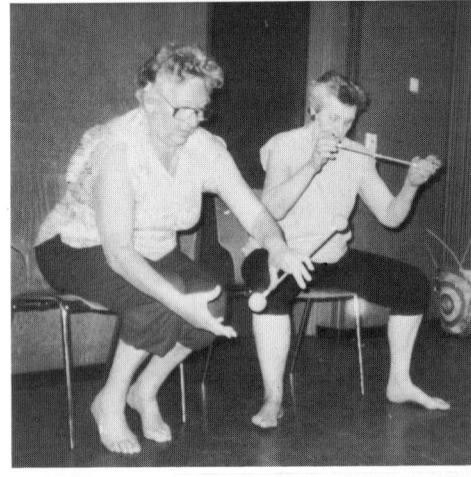

11) Das Gerät waagerecht auf dem Kopf balancieren; aufstehen und hinsetzen, ohne daß das Gerät herunterfällt.⇒

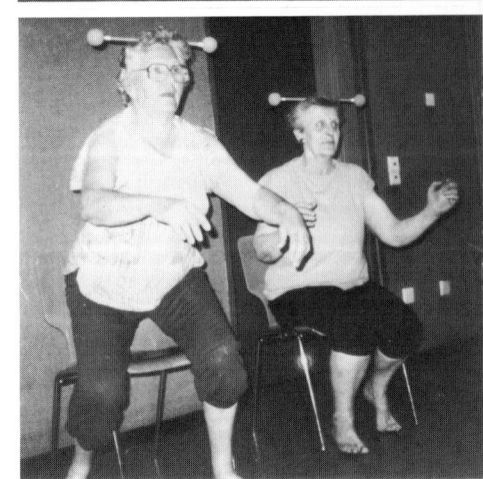

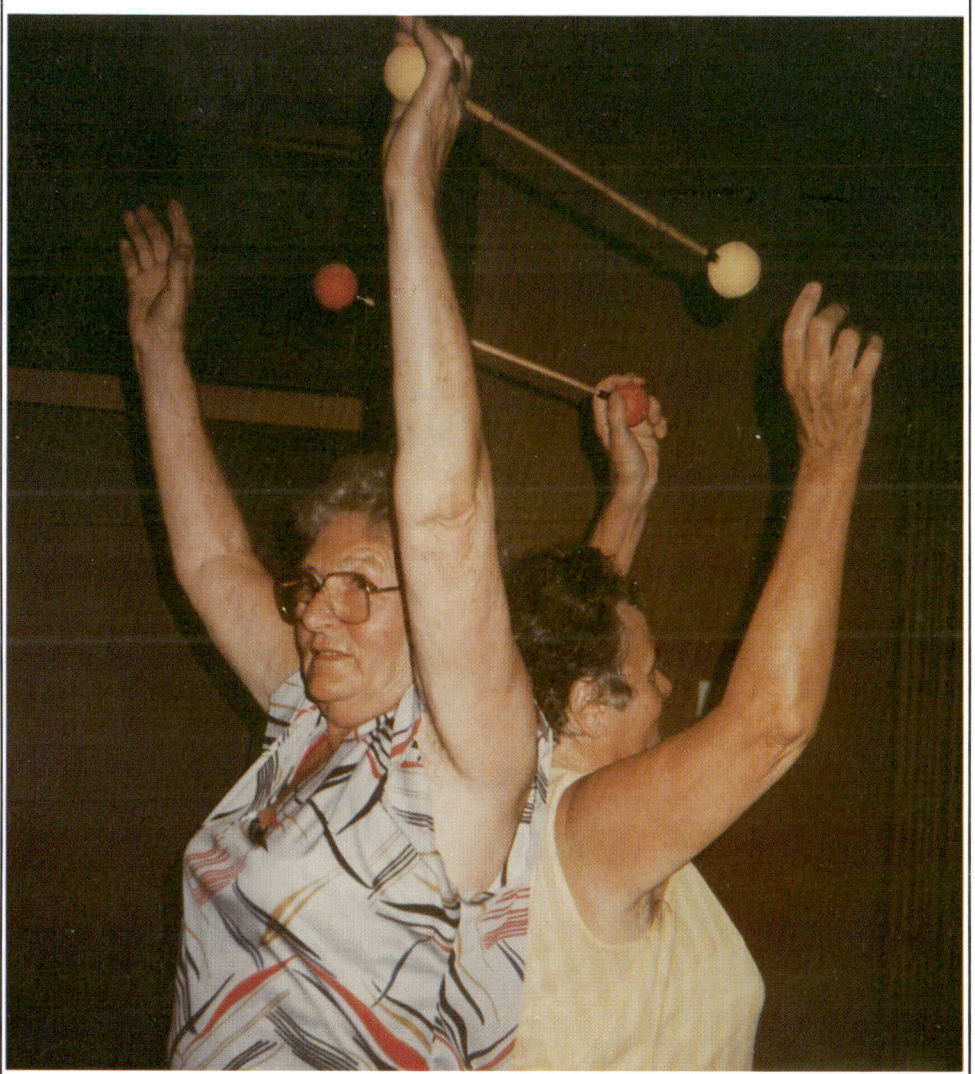

(Abb. zu Übung 16)

12) Zwei Partner sitzen sich in beliebigem Abstand gegenüber und
- werfen und fangen das waagerecht gehaltene Gerät;
- werfen und fangen das senkrecht gehaltene Gerät;
- werfen das senkrecht gehaltene Gerät mit der linken Hand und fangen es mit der rechten;
- werfen das senkrecht gehaltene Gerät mit der linken Hand und fangen auch mit der linken, und umgekehrt.

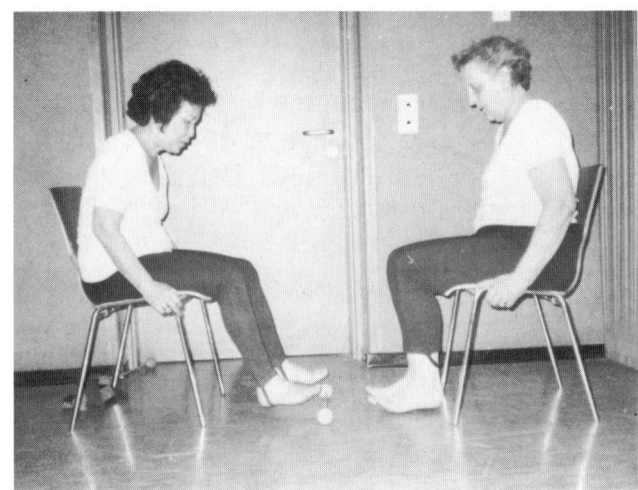

13) Sie rollen sich das Gerät über den Boden zu:
- mit der Hand,
- mit den Füßen. ⤴

14) Sie prellen sich das waagerecht gehaltene Gerät zu und fangen es:
- mit beiden Händen,
- mit einer Hand. ⇒

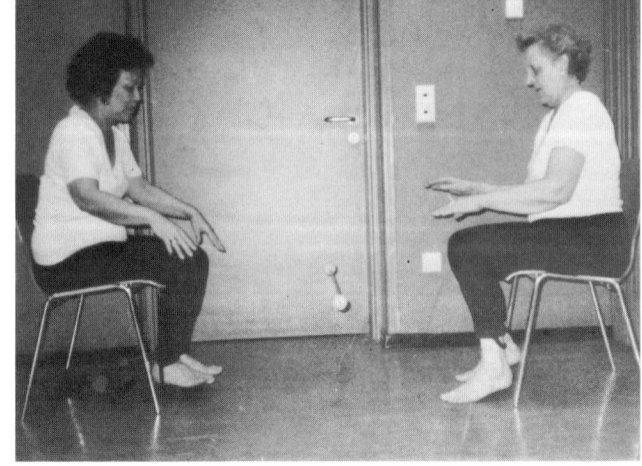

15) Jeder Partner hat jetzt ein Gerät und übergibt sein Gerät mit der rechten Hand dem Partner in die linke; dann wechselt jeder das angenommene Gerät in seine rechte Hand und übergibt es wieder dem Partner in dessen linke Hand; immer fortlaufend probieren und immer schneller werden. Auch umgekehrt von links nach rechts probieren!

16) Die Partner stehen jetzt Rücken an Rücken und übergeben sich die Geräte über den Köpfen, auch hier einmal von der linken in die rechte Hand und danach von der rechten in die linke.⇒

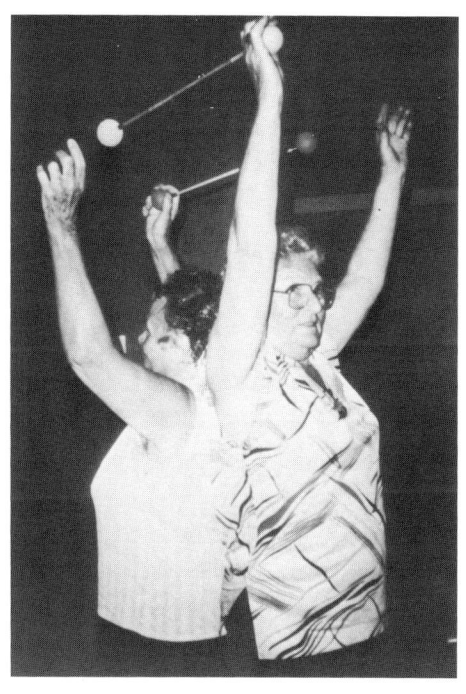

17) Weitere Möglichkeiten der Stabübergabe probieren: z.B. an der linken Seite und dann an der rechten Seite; oder mit gegrätschten Beinen Rücken an Rücken stehend sich das Gerät zwischen den Beinen übergeben u.a.m.

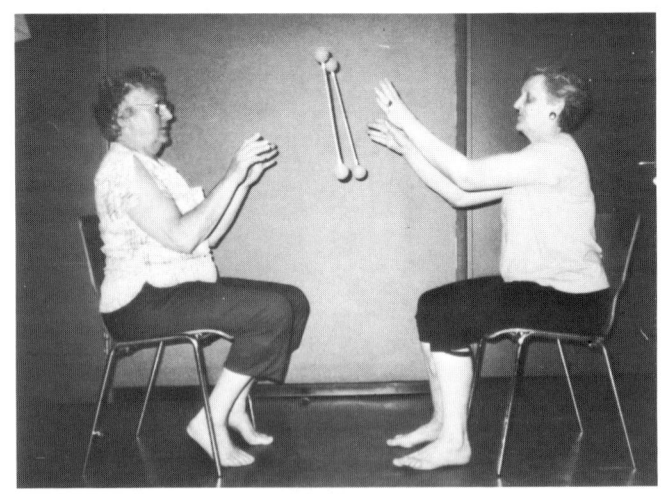

18) Ein Partner hat beide Geräte und wirft sie gleichzeitig seinem Partner zu.
Abstand vergrößern. ↗

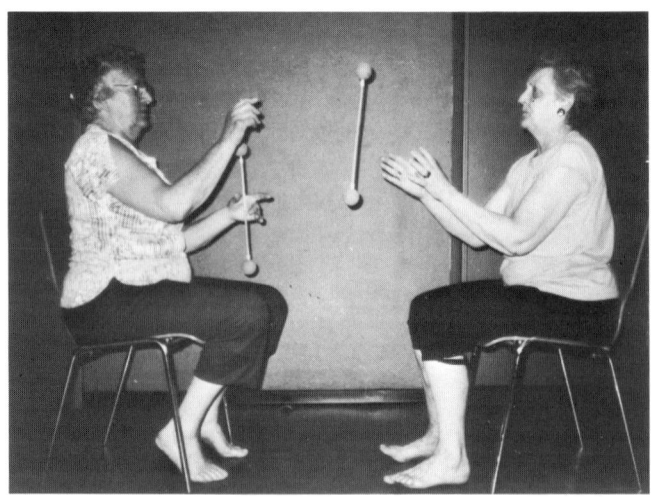

19) Jeder Partner hat ein Gerät, beide werfen ihr Gerät gleichzeitig dem Partner zu und fangen das zugeworfene Gerät des anderen. ⇑

Selbst Kombinationen ausdenken:
– z.B. der eine wirft sein Gerät senkrecht zu, der andere waagerecht;
– oder sich das Gerät gleichzeitig zuprellen;
– oder sich die Geräte im hohen Bogen zuwerfen (waagerecht).

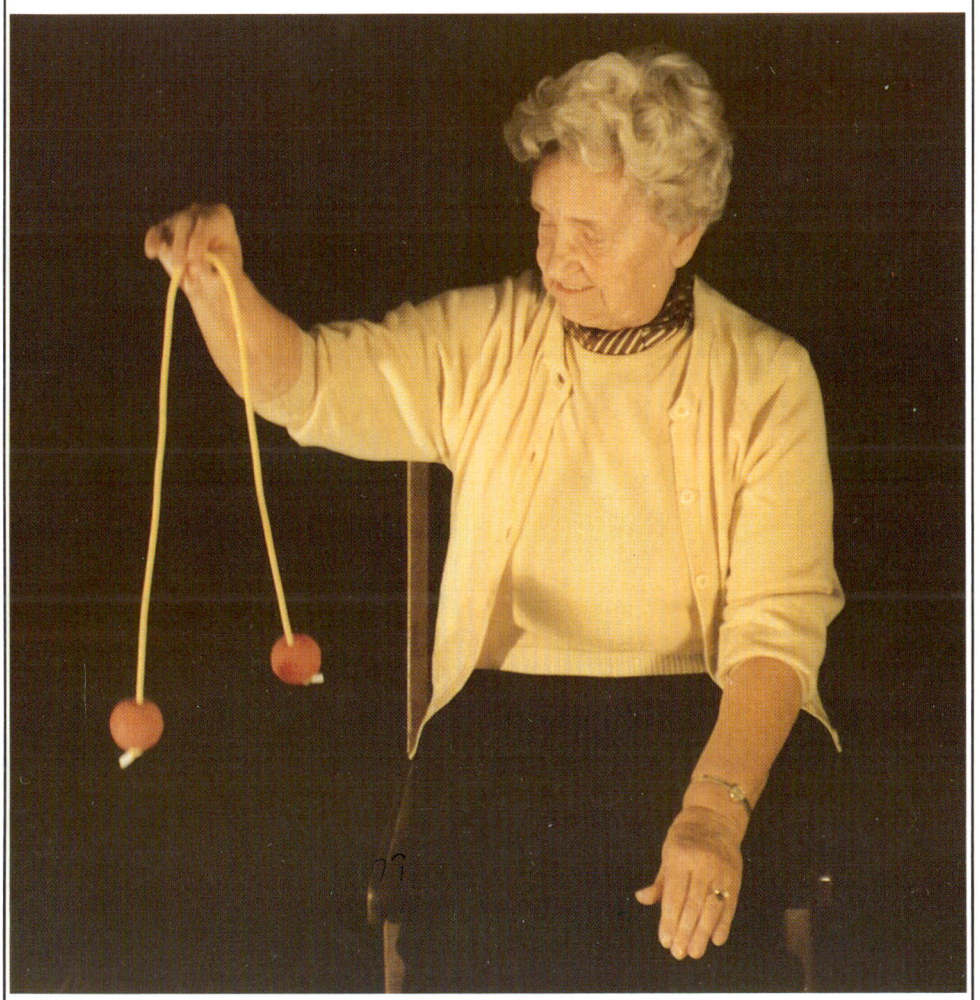

(Abb. zu Übung 3)

1) Das Gerät an einem Ball fassen und pendeln lassen, beim Vorschwung abwerfen und nach einer halben Drehung mit derselben Hand wieder auffangen.⇒
Dasselbe mit der anderen Hand probieren, auch mit einer ganzen Drehung des Geräts.

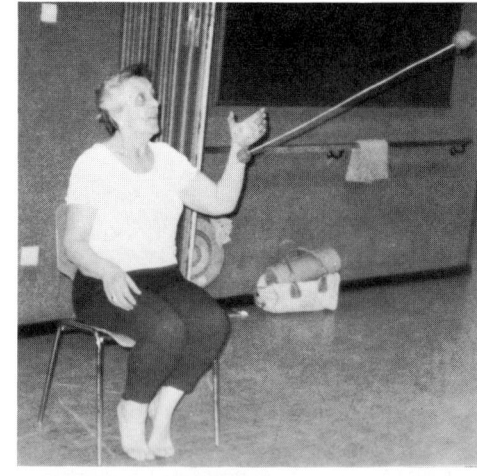

2) Das Gerät mit beiden Händen an den Bällen fassen und waagerecht vor dem Körper halten; aus dieser Position abwerfen und nach einer halben Drehung an den Bällen wieder auffangen.

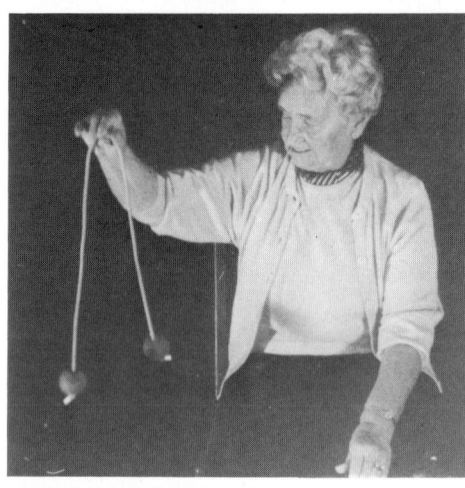

3) Das Gerät in der Mitte der Schnur fassen, so daß die Bälle aneinander liegen. Jetzt durch Auf- und Abbewegen der Hand die Bälle so zum Pendeln bringen, daß sie ständig gegeneinander prellen. ↗
Es ist etwas leichter, die Schnur kürzer zu fassen. ⇒

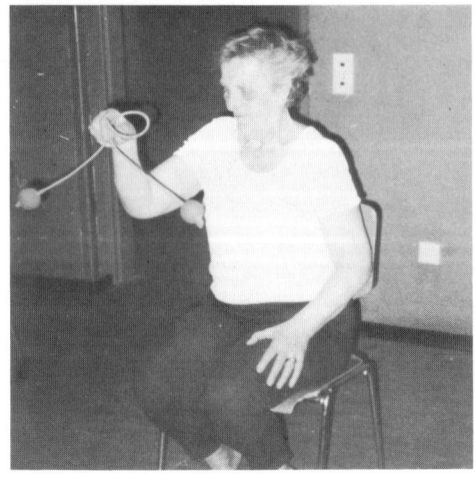

4) Das Gerät wieder in der Mitte der Schnur fassen. Jetzt ohne Zuhilfenahme der anderen Hand einen Knoten in die Schnur machen.⇒
Dasselbe auch mit der anderen Hand versuchen.

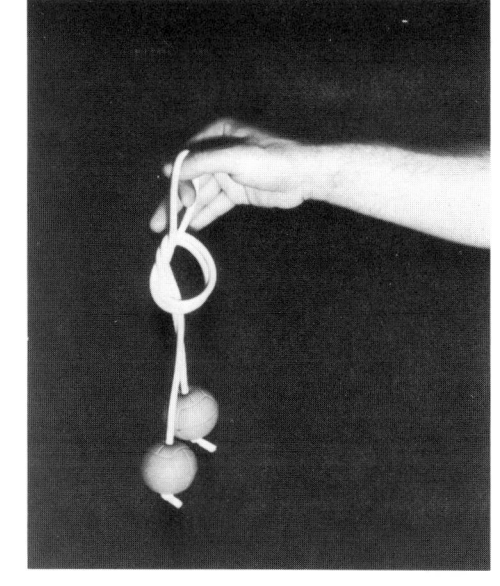

5) Das Gerät mit einer Hand am Ende fassen. Jetzt durch Greifbewegungen die Schnur zum anderen Ende ziehen und dann wieder zurückbewegen („Rosenkranzübung").⇒
Dasselbe mit der anderen Hand probieren.
Dasselbe auch einmal ohne Benutzung des Daumens probieren.

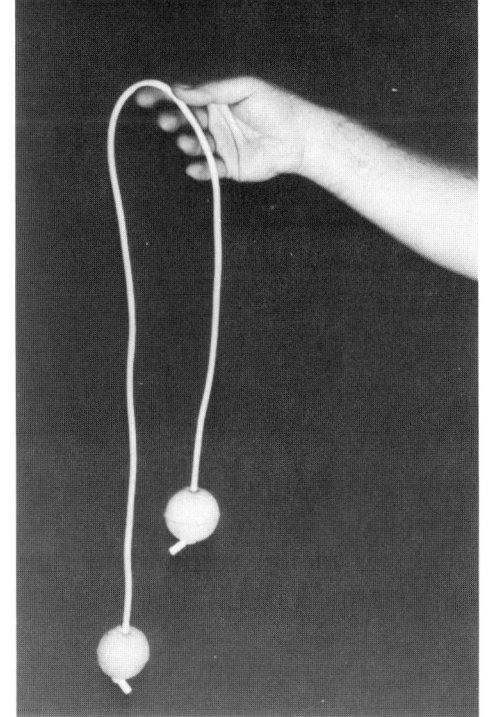

6) Das Gerät mit beiden Händen an den Bällen fassen, auf den Boden prellen und wieder fangen.

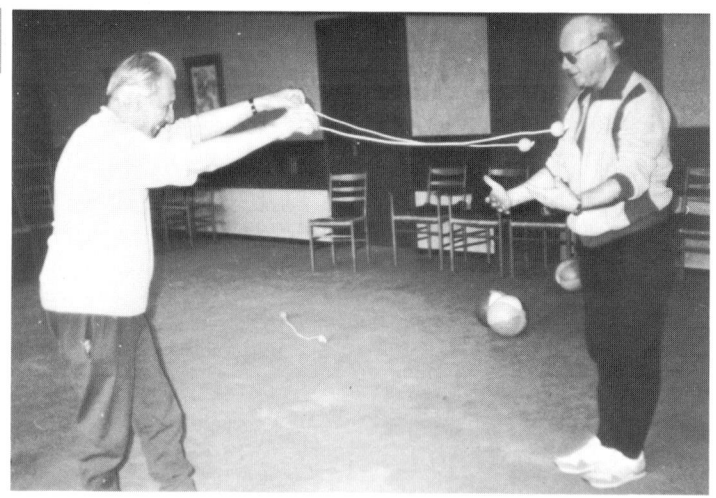

7) Ein Partner pendelt in jeder Hand ein Gerät, beim Vorschwung erfaßt der gegenüberstehende Partner die Geräte und läßt diese pendeln, nachdem der erste die Geräte losgelassen hat usw. ⇑

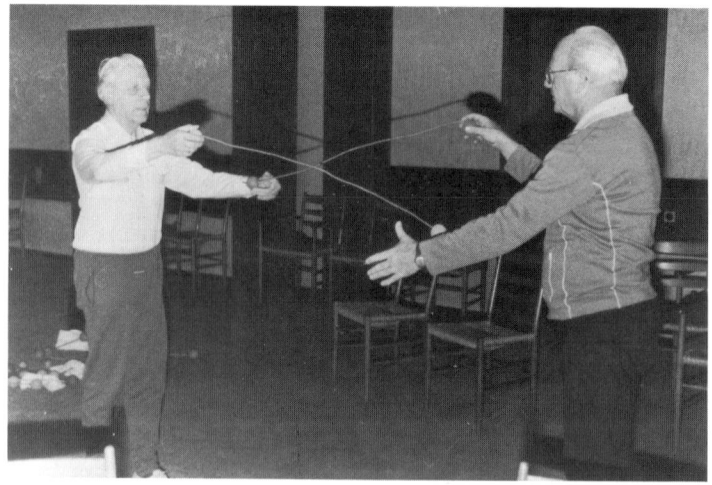

8) Beide Partner fassen die beiden Geräte jeweils am Ball; jetzt öffnet jeder die linke Hand und läßt mit der rechten das andere Gerät rück- und wieder vorpendeln; dann faßt jeder mit der linken Hand das vorpendelnde Gerät und öffnet die rechte Hand usw. ⇑

9) Ein Partner wirft das waagerecht gehaltene Gerät dem anderen zu; dieser fängt es und wirft es wieder zurück.

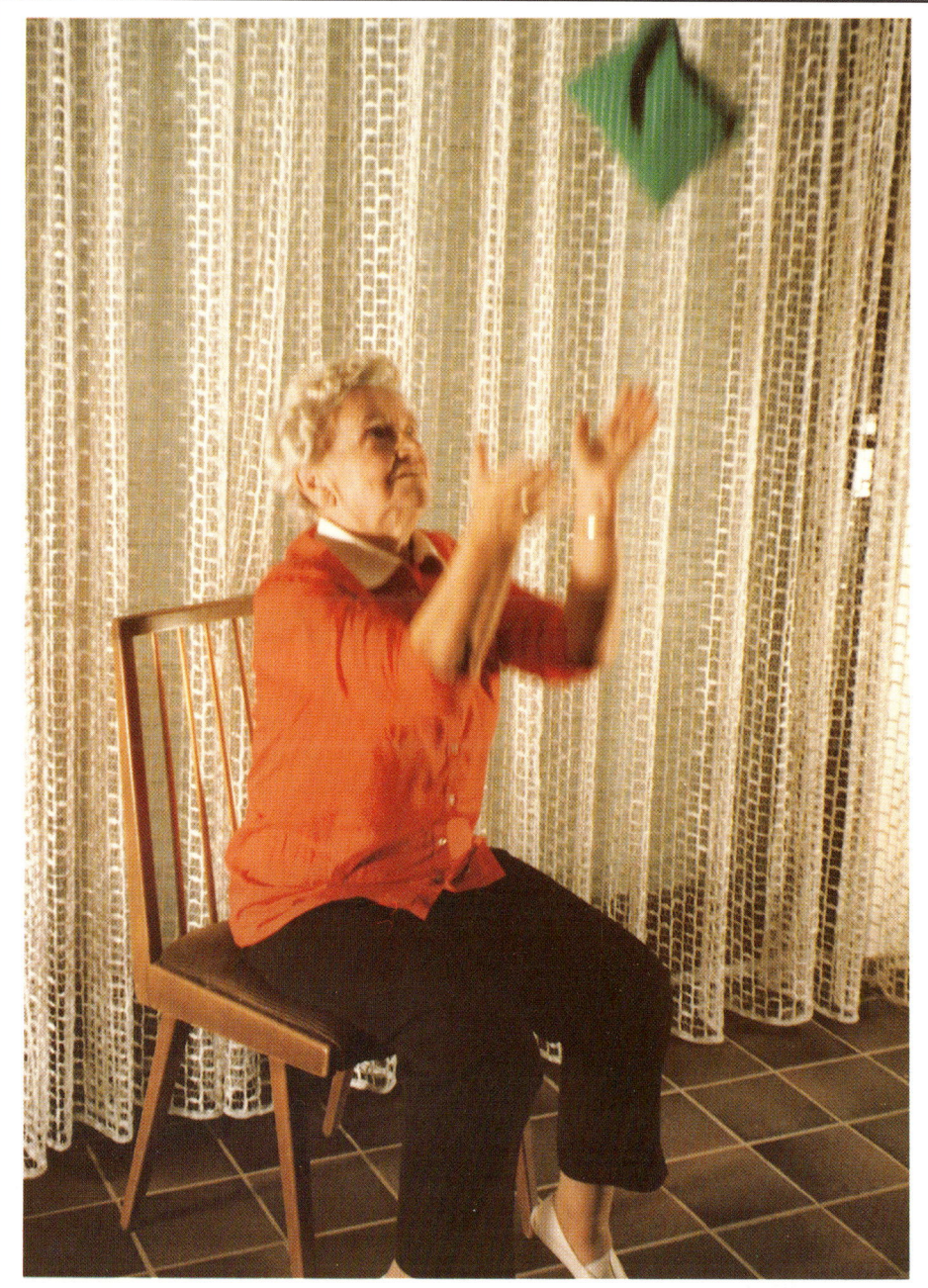

(Abb. zu Übung 2)

1) Das Gerät von einer Hand in die andere werfen.
Die Übung variieren: z.B.
– das Tempo steigern,
– die Flugkurve des Gerätes vergrößern,
– werfen, ohne hinzuschauen.

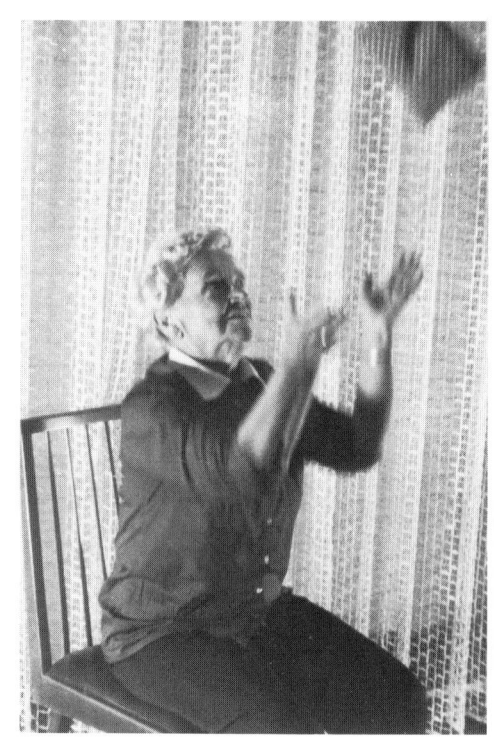

2) Das Gerät hochwerfen und wieder fangen, dabei aber möglichst oft in die Hände klatschen; oder im Wechsel in die Hände und auf die Oberschenkel klatschen.⇒

3) Das Gerät mit nur einer Hand hochwerfen und fangen, dabei wieder möglichst oft in die andere Hand oder auf den Oberschenkel klatschen. Dasselbe mit der anderen Hand.

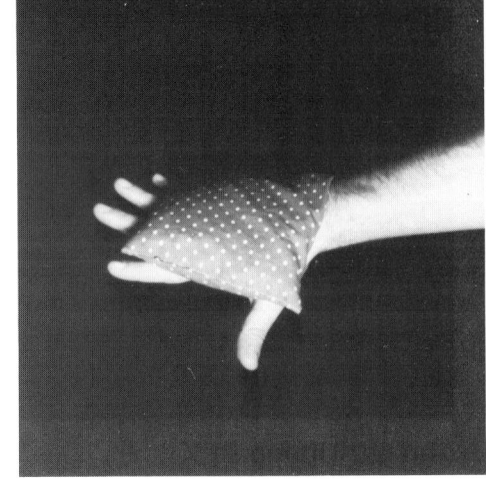

4) Das Gerät hochwerfen und mit dem Handrücken fangen, danach vom Handrücken wieder hochwerfen und mit dem Handrücken der anderen Hand fangen.⇒

5) Das Gerät ununterbrochen im Wechsel mit der Handinnenfläche und mit dem Handrücken hochschlagen. Dasselbe mit der anderen Hand versuchen.

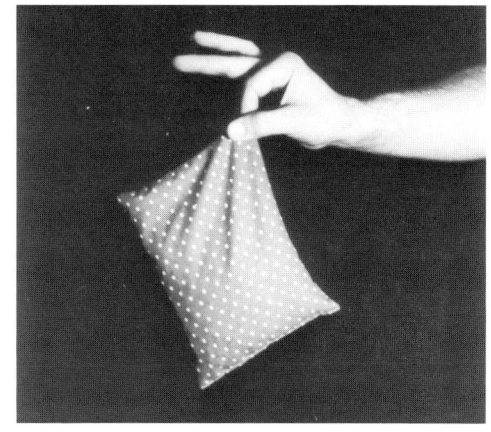

6) Das Gerät mit Daumen und Zeigefinger an einem Zipfel fassen. Jetzt das Gerät fallen lassen und mit derselben Hand wieder fangen, bevor es zu Boden fällt. ⤢
Dasselbe, aber jetzt mit Daumen und Zeigefinger wieder fangen; oder mit Daumen und Mittelfinger fassen und fangen usw.

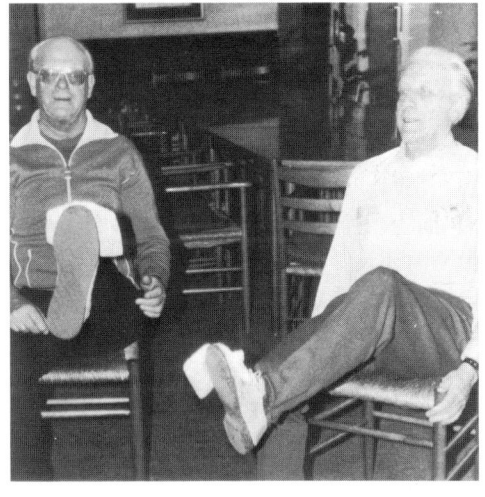

7) Das Gerät auf den Fuß legen, dann hochschleudern und mit den Händen wieder fangen. ⤢

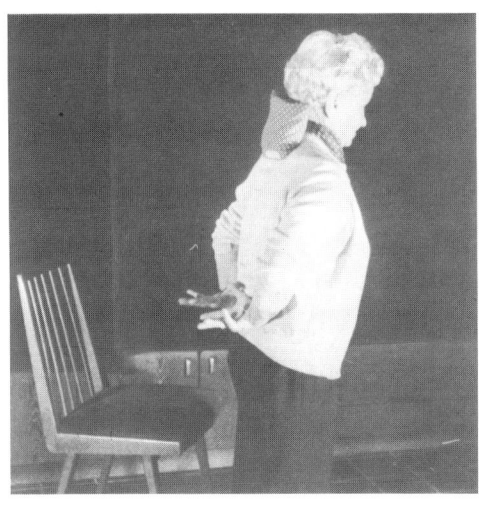

8) Vom Stuhl aufstehen und das Säckchen in den Nacken legen, dann den Kopf zurücknehmen und das herunterfallende Gerät hinter dem Rücken auffangen. ⇒

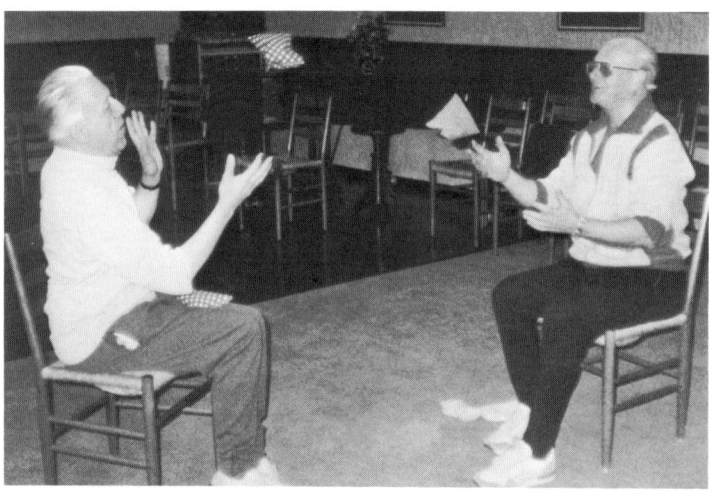

9) Zwei Partner sitzen sich gegenüber:
jeder wirft sein Gerät gleichzeitig dem Partner zu und fängt das des anderen.
Dasselbe mit höherer Geschwindigkeit und größerem Abstand probieren. ⤴

10) Ein Partner hat beide Geräte: beide Säckchen dem gegenübersitzenden Partner zuwerfen; dieser versucht, mit jeder Hand eines zu fangen.

11) Ein Partner hat wieder beide Geräte: jetzt so zuwerfen, daß sich die Säckchen unterwegs kreuzen. (Das Gerät wird von der rechten Hand in die rechte Hand des Partners geworfen und von der linken in die linke.)

12) Weitere Variationen ausprobieren:
– das Gerät mit dem Handrücken zuwerfen und fangen,
– das Gerät mit dem Fuß auffangen,
– mit dem Gerät jonglieren,
– mit dem Gerät auf Ziele werfen, z.B. mit zunehmendem Abstand so werfen, daß das Säckchen auf dem Stuhl liegen bleibt.

Wie man das GGT weiter verbessern kann

Nachdem Sie nun bei einem systematischen Durchgang durch alle 12 Übungsthemen oder auch nur durch einige Probeversuche mit ausgewählten Übungen die Art und Weise und auch die Idee unseres Gehirntrainings kennengelernt haben, sollen für die weitere Praxis noch einige Anregungen nachgetragen werden.

● Suchen Sie selbst neue Übungskombinationen!

Wir haben Sie schon bei den Übungsanweisungen mehrfach dazu angeregt, selbständig weitere Variationen bei den Übungsfolgen zu probieren. Erinnert sei an die Möglichkeit, bei den Übungen mit den Fingern, Händen und Armen (Übungsthemen 1–7) gleichzeitig mit den Füßen „spazieren zu gehen" oder die „Hacke-Spitze-Übung" auszuführen. Ebenso können natürlich im umgekehrten Fall die Übungen mit den Zehen, Füßen und Beinen (Übungsthemen 8 und 9) mit solchen für die Hände kombiniert werden. Zusätzlich sind aber auch Kombinationen zwischen anderen Übungsthemen denkbar, z.B. zwischen „Fingertippen" und „Fingerkreisen" oder „Fäusteballen" und „Händeklatschen".
Auf diese Weise wird nicht nur der Vorrat an Übungsmöglichkeiten beträchtlich erweitert, es wird auch – vor allem bei wiederholtem Üben – durch die veränderte Schwierigkeit ein neuer Anreiz gegeben. Und gleichzeitig werden auch kreative Kräfte mobilisiert.

● Üben Sie Ihr Gedächtnis!

Es ist ebenfalls im Rahmen der Übungstexte schon erwähnt worden, daß es reizvoll sein könnte, mehrere Übungen nacheinander „aus dem Gedächtnis" durchzuprobieren, d.h. sie zu üben, ohne zwischendurch in die Vorlage zu schauen. Auch hier zeigt sich wieder die Tendenz unseres Programms, daß wir uns die Übungen bewußt schwermachen, daß wir, sowie wir die eine Übungsausführung geschafft haben, uns sofort etwas mehr oder anderes abfordern.

Um das Gedächtnis gezielt zu trainieren, lassen sich noch weitere Aufgabenstellungen finden.

So könnte man z.B. jeweils die erste Übung der Übungsthemen 1–3 mit einer bestimmten Wiederholungszahl aus dem Gedächtnis durchführen oder die ersten zwei oder ersten drei Übungen bestimmter Übungsthemen nacheinander probieren oder dasselbe vorwärts und rückwärts ausführen, d.h. beispielsweise jeweils die 1. und 2. Übung der Themen 1 bis 3 der Reihe nach durchprobieren und danach die Übungen in umgekehrter Reihenfolge: Thema 3, dann 2 und dann 1 ausführen.

Unter dieser Zielsetzung kann man sich auch ein festes Übungsprogramm für eine ganze Woche zusammenstellen, das man immer in genau derselben Abfolge aus dem Gedächtnis durchzuführen versucht. Natürlich läßt sich auch dieser Gedanke wieder variieren, indem man sich z.b. zwei Programme zusammenstellt und diese im täglichen oder im zwei- oder dreitäglichen Wechsel durchprobiert.

● **Steigern Sie das Übungserlebnis durch Musikbegleitung!**

Wenn Sie etwas musikalisch sind und einen Plattenspieler oder Kassettenrecorder zur Verfügung haben, sollten Sie den besonderen Anreiz einer Musikbegleitung nutzen.

Sie können z.b. zunächst einmal versuchen, die Übungen nach dem Takt der Musik auszuführen, und nach einer bestimmten Wiederholungszahl zur nächsten Übung wechseln. Fortgeschrittene können dann versuchen, auch den besonderen Rhythmus des Musikstückes aufzunehmen, d.h. die Betonungen und Akzentuierungen der Melodie auf die Bewegung zu übertragen. Optimal wäre es, wenn man bei der Übungsauswahl auch den Charakter der Musik berücksichtigen und dann mehrere Übungen nacheinander, abgestimmt auf die Musik, durchführen könnte.

Es könnte dann ähnlich wie bei einem Seniorentanz oder Volkstanz zu einer bestimmten Musik eine feste Übungsfolge ausgewählt und ausprobiert werden. Dabei würde man sich einmal die Übungen in der Reihenfolge zusammen mit der Musikbegleitung einprägen müssen und damit eine Gedächtnisschulung erreichen. Zum anderen könnte man beim „Komponieren" der Bewegungsfolgen und beim Ausprobieren und Abstimmen mit der Musik auch wieder ein Stück Kreativität einbringen.

Es gibt auf dem Markt eine Reihe von Schallplatten und Tonkassetten für eine Jedermann-Gymnastik mit Musik, die als Vorbild dienen könnten. Ideal für unsere Zwecke ist die Schallplatte „Mach-mit", herausgegeben vom Deutschen Roten Kreuz, bei der sich auf der einen Seite ein Gymnastik-Programm mit Musik befindet und auf der anderen Seite Melodienfolgen für die eigene Gestaltung angeboten werden. Sicherlich werden Sie aber auch in Ihrem eigenen Schallplattenschrank etwas Geeignetes finden.

● **Trainieren Sie Ihre geistigen und körperlichen Fähigkeiten zu gleicher Zeit!**

Unser Ganzheitliches Gehirn-Training (GGT) ist aus der Arbeit im Seniorensport, besonders in der Seniorengymnastik, entstanden.

Es soll – was eigentlich selbstverständlich ist – diese Aktivitäten nicht verdrängen, sondern sie ergänzen. Es wäre der von uns erwünschte Idealfall, wenn man in der

Praxis das möglichst täglich durchgeführte Gymnastikprogramm für die körperliche Fitneß ergänzen würde mit Übungen zur geistigen Fitneß und Beweglichkeit.

Beides gehört, wie wir wissen, letzten Endes zusammen, und das Training des einen Bereiches könnte das des anderen in seiner Wirkung unterstützen.

Ebenso wie das körperliche Training dazu führt, daß die Bewegungsanforderungen und -angebote des Alltags positiver aufgenommen und ausgenutzt werden, so wird auch das Training der geistigen Kräfte eine ausgeprägtere geistige Regsamkeit und eine größere Interessenvielfalt in bezug auf die täglichen Dinge zu Folge haben.

Es gilt hier also dieselbe Philosophie wie im Seniorensport allgemein, daß nicht Schonung, sondern regelmäßige und mäßige Beanspruchung die Hoffnung auf ein befriedigendes Altern bei ungebrochener körperlicher und geistiger Frische rechtfertigt.

Atemnot beim Treppensteigen oder bei der Gartenarbeit ist kein Signal, sich mehr als bisher zu schonen, sondern sich regelmäßiger körperlich zu fordern. Ebenso sollen die Anzeichen von Vergeßlichkeit oder von Konzentrationsschwäche nicht dazu veranlassen, entsprechende Aufgaben zu meiden, sondern sich mehr als bisher abzuverlangen und das, was nicht mehr so gut klappt, ganz bewußt zu üben.

Zum theoretischen Hintergrund des GGT

Abschließend sollen für den interessierten Leser noch einige Informationen zum theoretischen Hintergrund des GGT angefügt werden.

Wir hatten schon in der Einleitung dieses Büchleins bewußt gemacht, wie sehr unser Alltagshandeln während der Arbeit und auch während der Freizeit durch Routine und reproduktives Verhalten bestimmt ist. Wir haben Sie deshalb ermuntert, den Teufelskreis der ständigen Unterforderung zu durchbrechen und sich gemäß der Formel vom „Älter werden und aktiv bleiben" möglichst abwechslungsreiche und sinnerfüllte Tätigkeiten zu suchen.

Damit hatten wir unser GGT begründet.

Wie soll man sich nun vorstellen, daß das GGT neben seinen motorischen auch tatsächlich kognitive Wirkungen auslöst?

Wir sind uns bewußt, daß man mit einer solchen Idee in der Öffentlichkeit eher auf Skepsis stoßen wird. Denn nach landläufiger Meinung ist Sport wohl gut für den Körper, er ist gesund und fördert vielleicht Partnerschaft und Geselligkeit; aber mit dem Verstand oder mit der Intelligenz hat er doch sicherlich nur wenig zu tun! Man braucht sich nur an seine Schulzeit zu erinnern, wo unter den besten Sportlern doch manchmal recht schwache Schüler waren. Und auch die Spitzensportler, die wir in den Massenmedien bewundern können, machen ja nicht gerade immer einen besonders intelligenten Eindruck.

Jedenfalls ist das Vorurteil recht verbreitet, daß sportliche Begabung und Intelligenz nur selten gepaart vorkommen, oder etwas gehässiger formuliert, daß die Sportler viel Bizeps, aber wenig Gehirn haben.

Einer solchen sehr oberflächlichen Einschätzung steht nun allerdings die ebenso verbreitete Meinung gegenüber, daß „ein gesunder Geist nur in einem gesunden Körper wohnen könne".

Dem ließen sich in einer langen Tradition ähnliche Vorstellungen anfügen, wie z.B. die von GUTS MUTHS (1759–1839), daß durch die Leibesübungen z.B. die Geistesgegenwart, die Nervenfestigkeit und die Stärke der Denkkraft gefördert werden könnten.

Eindeutigkeit herrscht in dieser Frage jedenfalls nicht vor, so daß es notwendig ist, die Argumente zu sammeln und zu prüfen.

In der Fachdiskussion mehren sich gegenwärtig die Ideen und Konzepte, die aus einer ganzheitlichen Sicht heraus den engen Zusammenhang zwischen geistigen und körperlichen Vorgängen bzw. ihre Untrennbarkeit betonen.

Einen gewissen Bekanntheitsgrad haben vor allem die verschiedenen meditativen Ansätze fernöstlichen Ursprungs, wie Yoga und T'ai Chi erreicht oder die integrativen Therapieansätze, wie z.b. die „Psychomotorische Übungsbehandlung".

Diese Konzepte bauen auf dem Wechselspiel von körperlichen und geistigen Vorgängen auf und machen bewußt, daß man sich z.b. in der Bewegung „erleben" kann, in der Körperhaltung seine Persönlichkeit wiedererkennen, durch einen Willensimpuls seine Muskulatur entspannen und den Blutdurchfluß steigern kann und daß diese Entspannung sich auf die Sinne ausdehnt und auf die Gedankentätigkeit zurückwirkt.

Dieser Wechselbezug zwischen Körper und Geist wird auch beim sog. „Mentalen Training" sichtbar, in dem man durch die gedankliche Vorstellung ungeübte Bewegungsabläufe wie in einem normalen Training erlernen oder stabilisieren kann.

Zu erwähnen sind in diesem Zusammenhang auch die handlungstheoretischen Konzepte in der Sportwissenschaft, die die einzelne sportliche Aktion – z.B. das Balancieren eines Doppelklöppels oder das Werfen und Fangen eines Kirschkernsäckchens – als ein von motorischen und kognitiven, aber auch von sozialen und emotionalen Einflüssen bestimmtes komplexes Handlungsgeschehen begreifen.

Es gibt außerdem eine ganze Fülle von wissenschaftlichen Ergebnissen, die wir als direkten oder indirekten Beleg für die Ganzheitshypothese anführen können.

So hatte SCHMITZ-SCHERZER schon 1969 festgestellt, daß ältere Menschen, die sportlich aktiv waren, zugleich auch ein aktiveres Freizeitverhalten zeigten. In einer anderen Untersuchung war festgestellt worden, daß gesteigerte Aktivität mit höherer Intelligenz kombiniert auftritt (WHITE/PATTEN 1968, zit. n. MEUSEL 1980). Daraus läßt sich eine erhöhte Wahrscheinlichkeit dafür ableiten, daß die sportlich aktiveren Senioren zugleich die Intelligenteren sind, wobei allerdings offenbleiben muß, wie diese Beziehung zustandekommt: neben dem direkten Einfluß der Sportaktivität auf die Intelligenz ist auch die umgekehrte Beziehung denkbar, und außerdem ist auch ein indirekter Zusammenhang möglich, indem sich die höhere allgemeine Aktivität sowohl im sportlichen als auch im kognitiv-intellektuellen Bereich auswirkt. Es könnten auch alle drei Möglichkeiten miteinander verschränkt wirksam sein.

Interessant sind in diesem Zusammenhang auch die von RUDINGER (1983, 118) berichteten engen Beziehungen zwischen einem guten Gesundheitszustand und einem verringerten Altersrückgang der Intelligenzleistungen. Es könnte also auch auf dem Wege der Gesundheitsförderung dem regelmäßig ausgeübten Sport ein Einfluß auf die Intelligenz bzw. auf die Erhaltung der gegebenen Intelligenz zukommen.

Des weiteren kann auf die bessere Reaktionsfähigkeit der Seniorensportler hingewiesen werden, die bei ihnen im Vergleich zu den älteren Nichtsportlern gefunden wurde (BOTWINICK/THOMPSON 1968; CLEMENT 1966, zit. n. SCHMIDT 1983). Für die Reaktionsfähigkeit waren in anderen Untersuchungen Beziehungen zur Intelligenz festgestellt worden (MATHEY 1968).

Schließlich hatte KLEINE (1985) signifikante Korrelationen zwischen bestimmten Motorik- und Intelligenzfaktoren festgestellt und damit die früheren Ergebnisse von WARWITZ (1975) bestätigt, der einen Zusammenhang zwischen dem motorischen Koordinationsvermögen und dem kognitiv definierten Kombinationsvermögen empirisch nachgewiesen hatte.

Schließlich läßt sich die psychomotorische Ganzheitlichkeit aber auch einsichtig machen, wenn man sich etwas Klarheit über die komplizierten Steuerungs- und Regelungsprozesse verschafft, die sowohl bei geistigen als auch bei motorischen Aktivitäten im Nervensystem, besonders im Gehirn, ablaufen.
Diese Nerventätigkeit ist um so aufwendiger, je vielseitiger und komplexer die auszuführenden Aktionen sind: d.h., daß das einfache Gehen z.B. eine vergleichsweise geringe Gehirntätigkeit verursacht, dagegen aber eine schwierige Geschicklichkeitsaufgabe, wie z.b. das Jonglieren eines Balles oder das Ping-Pong-Spielen, eine viel lebhaftere Nerventätigkeit notwendig macht.

Dem entspricht, daß unsere Hände wegen ihrer besonders ausgeprägten Geschicklichkeit ein wesentlich größeres Gebiet in der Hirnrinde beanspruchen und durch wesentlich mehr Nervenbahnen und Nervenverbindungen organisiert werden als beispielsweise unsere Füße.

Die besonders enge Beziehung der Handgeschicklichkeit zur Gehirntätigkeit spiegelt sich auch z.b. in der Intelligenzentwicklung der Kinder wider, die, wie die berühmte Ärztin und Pädagogin Maria MONTESSORI (1870–1952) es einmal ausgedrückt hat, „zuerst mit den Händen und dann mit dem Gehirn" lernen, weil sie durch das Greifen die Dinge „begreifen". An anderer Stelle wird die Hand auch als das „äußere Gehirn" des Menschen bezeichnet.

So läßt sich also in einer mehrschichtigen Argumentation ein enger Wechselwirkungsbezug zwischen körperlichen Bewegungsaktionen und geistigen Vorgängen plausibel machen. Sowohl aus der praktischen Arbeit als auch durch eine Reihe empirischer Untersuchungen, in denen direkte und indirekte Beziehungen nachgewiesen wurden, als schließlich auch aufgrund der neurologischen Organisation von Bewegungen läßt sich die Annahme einer kognitiven Wirksamkeit des GGT begründen.

Aufgrund der voraufgegangenen Überlegungen erwarten wir keine nennenswerten zerebralen Trainingseffekte, wenn es sich um häufig wiederholte, weitgehend automatisiert ablaufende Alltagsbewegungen handelt, weil diese wenig Aufmerksamkeit oder andere Formen geistiger Kapazität beanspruchen. Dabei soll allerdings die Frage offen bleiben, ob möglicherweise auch durch ein Kreislauftraining eine verbesserte Gehirndurchblutung erreicht wird und auf diesem Wege eine

Steigerung von Denk- und Gedächtnisleistungen zu erzielen ist, wie es von LEHRL u.a. berichtet wird (1984, 49 ff.).

Wir setzen mit dem GGT auf die geistige Beanspruchung, die offenkundig bei der Lösung der unterschiedlich schwierigen Koordinationsaufgaben in unserem Übungskatalog erforderlich ist.

Wir erwarten kognitive Effekte um so mehr und auf einem um so breiteren Spektrum, je
– komplizierter,
– variabler und
– weniger geübt
die sportlichen Handlungsabläufe sind.

Mit einer Hand die Finger nacheinander auf eine Unterlage zu tippen verlangt nur wenig Aufmerksamkeit und Geschicklichkeit; diese erhöht sich aber, wenn man dieselbe Übung mit beiden Händen ausführt, und es verlangt nochmals eine größere kognitive Kapazität, wenn man zu gleicher Zeit auch noch die Füße koordiniert bewegen muß.

Dementsprechend beinhaltet das GGT vor allem:
– schwierige Koordinations- und Geschicklichkeitsaufgaben, die möglichst wenig geübt sind,
– Übungen, die schnelle und einfache Reaktionen verlangen,
– Übungen, die einen kreativen, d.h. originellen Einsatz der eigenen Fähigkeiten ermöglichen, und schließlich
– Übungen, in denen das motorische Gedächtnis gefordert wird.

Mit der *Geschicklichkeit,* der *Reaktionsfähigkeit,* der *Kreativität* und dem *Gedächtnis* sind sicherlich nicht alle kognitiven Fähigkeiten genannt, die über die Motorik angesprochen werden können; wir gehen aber davon aus, daß es die bedeutsamsten sind.

Die Geschicklichkeit wird von FETZ (1969, 49) – ganz in unserem Sinne – als „intelligent eingesetzte Fertigkeit" definiert, womit er im Einklang mit anderen Autoren die Fähigkeit meint, Situationen richtig zu erfassen und auch bei unerwarteten Umständen adäquat zu handeln. (DOLCH 1965, BUYTENDIJK o.J., zit. n. FETZ, 1969, 48–49)

Von den Beziehungen der Reaktionsfähigkeit zur Intelligenz haben wir bereits berichtet. MATHEY (1968) sieht in ihr darüber hinaus einen Indikator für eine „allgemeine Flexibilitäts-, Anpassungs- und Antriebskomponente", so daß es gerechtfertigt erscheint, hinter den Reaktionsleistungen einen wesentlichen kognitiven Teilkomplex anzunehmen.

Die Kreativität, also der schöpferische oder originelle Einsatz der eigenen Fähigkeiten kann ohne Frage in der Hierarchie der geistigen Kräfte einen hohen Stellenwert beanspruchen. Sie sollte im Seniorensport, wegen der hier in der Regel vorherrschenden reproduktiven, also auf das Vor- und Nachmachen abgestellten Arbeitsweise, eine stärkere Berücksichtigung als bisher erfahren.

Das Gedächtnis schließlich ist auch im Alltagsverständnis eine der wichtigsten geistigen Fähigkeiten und zudem einer der Bereiche, an dessen nachlassender Funktion das Alter im Sinne des Defizitmodells besonders häufig bewußt wird. Seine Schulung im Zusammenhang mit der Seniorengymnastik ist schon an anderer Stelle angeregt worden (vgl. BEYSCHLAG 1986, 304 ff.). Die generelle Bedeutung des Gedächtnisses wird vor allem bei allen Lernprozessen deutlich, die ohne diese Fähigkeit nicht denkbar sind.

Um es noch einmal zusammenzufassen: Wir erhoffen uns eine kognitive Wirksamkeit des GGT auf dreifache Weise.

Zunächst einmal können wir ein funktionelles Training durch die Beanspruchung und erhöhte Stoffwechseltätigkeit in den verschiedenen Gehirnarealen annehmen.

Außerdem erscheinen uns Sekundäreffekte sehr wahrscheinlich, wie z.B. die Auswirkung des Trainings auf die allgemeine Motivation zum Lernen und auf die Unternehmungsfreude oder aber auch der Einfluß auf dem Umweg über die Gesundheit.

Die zentrale Idee des GGT ist aber die Annahme, daß das Lernen und Üben von Aufgaben zur motorischen Geschicklichkeit, Reaktionsfähigkeit, Kreativität und zum Gedächtnis zugleich motorisch und kognitiv, also ganzheitlich wirksam ist.

Quellenhinweise

Literatur zur Praxis des Seniorensports

BECKER, B./BRÜGMANN, E./
TUTT, I.
Alt werden – beweglich bleiben.
Wehrheim 1978

BEYSCHLAG, R.
Altengymnastik und kleine Spiele.
Stuttgart / New York 1983/1987[2]

BRINCKMANN, A./RODER, A.(Hg.)
Freizeitsport mit Senioren.
Reinbek 1985

DEUTSCHES ROTES KREUZ (Hg.)
Bewegung bis ins Alter. Bonn 1979

DEUTSCHER SPORTBUND (Hg.)
Sport und Spiel für Ältere.
Frankfurt/M. 1974/75

ders.
Sport und Spiel für Leute über 60.
Frankfurt/M. 1982

ders.
10 Spiele – 100 Variationen.
Frankfurt/M. 1982

DEUTSCHER TURNERBUND (Hg.)
Seniorenturnen. München 1983

KAPUSTIN, P. (Red.)
Senioren und Sport.
Bad Homburg 1980

KRUBER, D. u.a.
Übungen Seniorensport.
Bonn o.J. (1985)

MEUSEL, H.
Sport, Spiel, Gymnastik in der zweiten
Lebenshälfte. Bad Homburg 1982

SCHARLL, M.
Bewegungstraining mit alten Menschen.
Stuttgart 1978

dies.
Aktiv im Alter durch Gymnastik.
Stuttgart 1981

SCHWÄBISCHER TURNERBUND
(Hg.)
Altengymnastik. Stuttgart 1979[3]

ders.
Gymnastik, Spiel und Sport für Senioren. Schorndorf 1981

SCHWANER, B.
Seniorensport. Celle 1978

STECHLING, S./
SCHNEIDER-EBERZ, I.
1013 Spiel- und Übungsformen für Senioren. Schorndorf 1986

TUTT, I.
Seniorentanz. Köln 1977

Literatur zur Theorie des GGT

BEYSCHLAG, R.	Gehirnjogging. Altenpflege 1986, 11 (4/5), 214 ff.
FETZ, F.	Grundbegriffe der Bewegungslehre der Leibesübungen. Frankfurt/M. 1969
KLEINE, F.	Psychomotorik und Intelligenz. Berlin 1985
LEHRL, S./FISCHER, B.	Selber denken macht fit. Ebersberg 1986
MEUSEL, H.	Dokumentationsstudie Sport im Alter. Schorndorf 1980
RUDINGER, G.	Altern und Leistung. LEHR, U. (Hg.), Altern – Tatsachen und Perspektiven. Bonn 1983, 103 ff.
SCHMIDT, D.	Reaktionsfähigkeit bei älteren Sportlern und Nichtsportlern. Motorik, 1983, 6, 109 ff.
SCHMITZ-SCHERZER, R.	Freizeit und Alter. Bonn (Diss.) 1969
WARWITZ, S.	Das sportwissenschaftliche Experiment. Schorndorf 1976

Handgeräte können bezogen werden über:

Karl H. Schäfer, Großer Kamp 6–8, 4937 Lage-Heiden

Warei-Gymnastik, Karlsbader Straße 9, 6350 Bad Nauheim 4

Sport Thieme, Helmstedter Straße 40, 3332 Grasleben b. Helmstedt

Musik zur Begleitung kann bezogen werden über:

Walter Kögler-Verlag, Postfach 810245, 7000 Stuttgart 81

Fidula-Verlag, Postfach 240, 5407 Boppard

Buchpresse, Postfach 127, 4010 Hilden

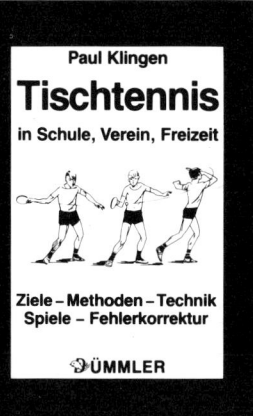
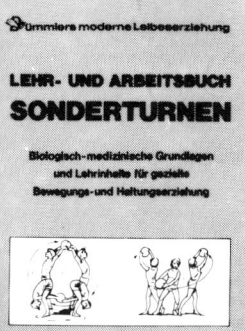
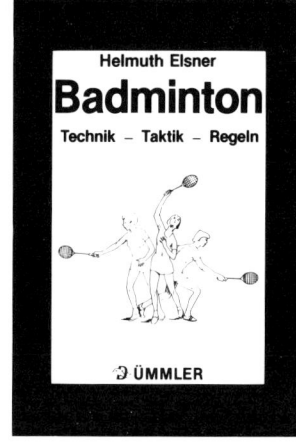
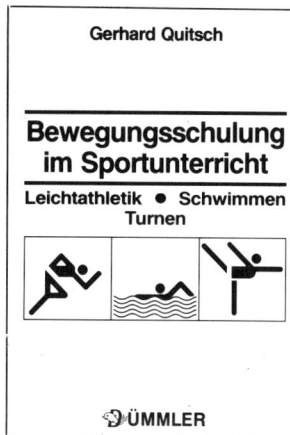

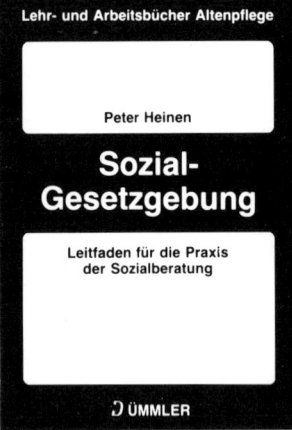
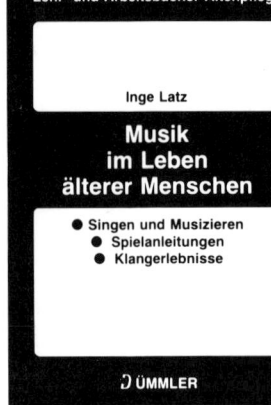
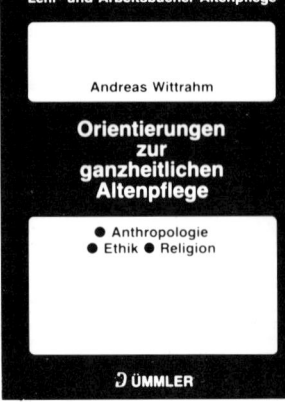